用耳朵学中医系列丛书·拓展卷

中医诊断学巧记

杨毅玲　宋月晗　主编
王　洋　朗诵

中国中医药出版社
·北　京·

图书在版编目（CIP）数据

中医诊断学巧记/杨毅玲，宋月晗主编．—北京：中国中医药出版社，2016.6（2022.7 重印）
（用耳朵学中医系列丛书．拓展卷）
ISBN 978-7-5132-3041-4

Ⅰ.①中…　Ⅱ.①杨…　②宋…　Ⅲ.①中医诊断学-中医学院-教学参考资料　Ⅳ.①R241

中国版本图书馆 CIP 数据核字(2015)第 316840 号

中国中医药出版社出版
北京经济技术开发区科创十三街 31 号院二区 8 号楼
邮政编码　100176
传真　010-64405721
廊坊市晶艺印务有限公司印刷
各地新华书店经销

*

开本 880×1230　1/64　印张 6　字数 138 千字
2016 年 6 月第 1 版　2022 年 7 月第 4 次印刷
书　号　ISBN 978-7-5132-3041-4

*

定价　29.00 元（含光盘）
网址　www.cptcm.com

如有印装质量问题请与本社出版部调换（010-64405510）

服务热线　010-64405510
购书热线　010-89535836
微信服务号　zgzyycbs
微商城网址　https://kdt.im/LIdUGr
官方微博　https://e.weibo.com/cptcm
天猫旗舰店网址　https://zgzyycbs.tmall.com

用耳朵学中医系列丛书

拓展卷

编委会

用耳朵学中医系列丛书·拓展卷

《中医诊断学巧记》编委会

主　编　杨毅玲　宋月晗

副主编　李　渊　李海聪　吴嘉瑞

编　委　田哲菁　高　群　傅丽元

　　　　王艳荣　古伟廉

出版说明

“风声，雨声，读书声，声声入耳……”

朗读，是一种享受，也是一种美。古人称读书为“念书”，所谓念，就是要大声地读出来，要饱含情感，要抑扬顿挫，在朗读中体味语言的意境美。可是不知从何时起，看书取代了读书，成为当下中国人学习的主流方式。语言是信息的载体，文字和声音都是这个载体的重要组成部分。缺失了一者，信息就是残缺不全的。高效率的读书讲究“眼到、耳到、口到、手到、心到”，就是要尽可能全面地获得语言本身传递的信息。如今，我们只剩下了“两到”，甚至“一到”，这不能不说是一种遗憾。

古代学习中医往往是耳提面命、口授心传，先生边念边讲，弟子边听边背，出自师口，入之徒耳，即便当时不完全理解，然而“书读百遍，其义自现”。反复的听闻和诵读，可以通过声音不断揣摩和体会文字所携带的信息，更有助于理解文义。不仅记得牢，而且学得快。现代人学习中医，没有了师徒授受的环境，又丢失了诵读的习惯，因此难以理解经典的意思，学起来也觉得枯燥无味，这成了学习中医的一大障碍。

有没有一种方式，能够解决这个问题呢？《用耳朵学中医系列》就是这样一套丛书。

我们请专业人员为这套丛书配以同步的录音，对需要记忆，特别是机械记忆的部分进行重点的诵读，让读者无论是在教室或宿舍里，还是在操场及花园中，甚至在床上和旅途中，都能边听边看，边听边读，边听边背。让磁性的声音、优美的文笔交融在一起，从多角度激发我们的大脑，帮助我们更好地学习和记忆中医基础知识。

拓展卷已出版了五册：《方剂趣记》《中药速记》《经络腧穴认记》《中医基础理论快记》《中医诊断学巧记》。为了让读者能方便携带、轻松阅读、易于背诵，在正文部分采用了“开本小而字不小”的方式，以获得更为舒适的学习享受。

卫生部副部长、国家中医药管理局局长王国强教授对本丛书的编辑出版给予了指示和深切关注。

由于出版此类图书是我们新的尝试，不足之处在所难免，恳请各位读者提出宝贵意见，以便我们在今后修订提高。

出版者
2016年3月

编写说明

本书是与普通高等教育“十一五”国家级规划教材相配套的系列助学丛书之一。

书中内容紧扣《中医诊断学》教学大纲，以章节为序，主要分为绪论、四诊和辨证三部分。四诊部分包括望诊、闻诊、问诊和切诊；辨证部分包括八纲辨证、脏腑辨证、卫气营血辨证和六经辨证等。绪论和四诊部分的内容采用提纲挈领式的阐述，需要重点鉴别的内容，则以表格的形式进行比较，而辨证部分，每一个证型下列概念、成因、要点、表现等项来简明讲解知识点。

此外，书中更是采用歌诀的形式，巧解知识点，对重要信息进行概括性说明。本书每一个大章节和其下的小标题后面都编写了相应的助记歌诀，歌诀力求在合辙押韵的基础上，集中反映各章各节的主要内容和特点，帮助读者在较短时间内有效地学习、记忆《中医诊断学》的基本知识。

本书既可以作为高等院校中医药各专业学生的助学书，也可以作为执业医师考试的复习书籍。读者在使用本书温习《中医诊断学》时，可以将标题下面的歌诀作为重点记忆对象，再结合书中的其余内容，理解和掌握相关知识。在熟记歌诀的基础上，学习教材，必有事半功倍之效。

本书也是外国留学生学习中医的很好辅导书，因为全书配以录音，对掌握《中医诊断学》教材中不知如何读音的生僻的中医词汇有所帮助，不仅学习了中医，而且同时对于汉语水平的提高也起到了很好的作用。

本书在编写过程中力求做到标题醒目、重点突出、形式新颖、讲求实效，希望本书能成为广大读者学习和记忆《中医诊断学》的良师益友。

编　者

2016年3月

目 录

绪　论

歌诀　中医诊断知疾病，望闻问切辨病证。
司外揣内微知著，以常达变明常异。
四诊合参整体观，辨别病证下诊断。
普济天下以何术，中医发展几千年。

中医诊断学是根据中医学理论，专门研究如何诊断疾病表现，分析疾病变化，了解病变规律的一门科学。

一、中医诊断学的主要内容

歌诀　了解疾病靠诊断，望闻问切四诊参。
神色形态排出物，望诊须查多方面。
闻诊听声嗅气味，问诊病史及症状。
切诊查脉与病位，病位病况知须按。

（一）诊法

1. 望诊：观察病人的神、色、形、态、舌象及排出物等以断病。

2. 闻诊：听病人的语言、呼吸等声音及嗅病人发出的异常气味等以断病。

3. 问诊：询问病人的有关病情资料，如病史、自觉症状等以断病。

4. 切诊：通过切脉和触按病人有关部位以断病。

（二）辨证

注意症、证、病的区别：

1. 症：症状，是背离人体正常生理范围的异常现象。

2. 证：证候，对当时的环境、病因、病机、病位、病性及病势等情况的概括。它反映了疾病的本质。

3. 病：对疾病全过程的特点与规律所做的概括。

4. 辨证：将四诊所获得的资料，根据中医学理论，进行分析综合，对病因、病性、病位、病机、病势等方面作出判断。

二、中医诊断疾病的基本原理

歌诀 中医诊断三原理，司外揣内表知里。
见微知著局明整，以常达变别常异。

（一）司外揣内（以表知里）

1. 含义：观察、分析病人的外部表现，就可以测知其体内的病理变化。

2. 意义："有诸内必形诸外"，所以观察机体表现的各种外象，便可测知人体内部脏腑功能强弱及气血阴阳盛衰，判断疾病情况。

（二）见微知著

1. 含义：观察局部的、微小的变化，可以测知整体的、全身的病变。

2. 意义：人体是一个不可分割的有机整体，因而望局部可了解整体的生理、病理信息。

（三）以常达变

1. 含义：以正常的状况为标准，就可发现太过或不及的异常变化。

2. 意义：为作出正确的诊断提供线索和依据。

三、中医诊断疾病的基本法则

歌诀 诊断遵循原则三，人与自然整体观。
辨病辨证相结合，四诊并用全面参。

（一）整体审察

人体是一个有机的整体，而且人体与外界环境也是统一的。诊断疾病时，即使局部患病，也应考虑到整个人体及外界环境对病证的影响。

（二）四法合参

望、闻、问、切四诊各具有独特的作用，又都有局限性，不能互相替代。必须四诊并用才能全面收集辨证论治所需要的各方面资料。

（三）病证结合

诊断要明确所患疾病及所属证候，把辨病与辨证结合起来。通过辨别病证，认识疾病的本质，即所谓“辨证求因”。

四、中医诊断学发展简史

歌诀 中医发展时至今，先贤功劳记在心。
内经诊断奠基础，仲景伤寒辨六经。
叔和脉经称最早，诸病源候寻病因。
二十七脉出濒湖，十怪脉见危亦林。
元代诊病始观舌，景岳全书十问歌。
三焦辨证吴鞠通，卫气营血治温热。

对中医诊断学发展史中发挥了重要作用的医家和医著，应有所了解。

中医诊断学发展史中重要医家及医著

朝代	医家	医著	贡献
公元前3世纪		《黄帝内经》	春秋战国至秦汉时代医疗经验和理论的总结，奠定了望、闻、问、切四诊及辨证辨病的基础
西汉	淳于意	《诊籍》	为历史上最早的病历

续表

朝代	医家	医著	贡献
东汉	张仲景	《伤寒杂病论》	以六经论伤寒，脏腑论杂病，为系统论述辨证论治的经典著作
	华佗	《中藏经》	论述了脏腑寒热虚实及生死顺逆之法
西晋	王叔和	《脉经》	集前人脉学之大成，是我国现存最早的脉学专著
隋代	巢元方	《诸病源候论》	我国第一部论述病源与证候诊断的专著
唐朝	孙思邈	《备急千金要方》	诊候上注重掌握病源与病机的演变
宋代	陈言	《三因极一病证方论》	创三因学说，是病因、辨证、理法较为完善的著作
	施发	《察病指南》	为诊法专著

续表

朝代	医家	医著	贡献
元代	滑寿	《诊家枢要》	以浮、沉、迟、数、滑、涩六脉为纲
	杜清碧	《敖氏伤寒金镜录》	现存最早的舌诊专著
	危亦林	《世医得效方》	论述了危重病证的十怪脉
	戴起宗	《脉诀刊误集解》	详阐脉理
明代	李时珍	《濒湖脉学》	取诸家脉学之精华，分为27脉
	张景岳	《景岳全书·传忠录》	以阴阳为二纲，表、里、寒、热、虚、实为六变，明确此八项辨证的重大作用
清代	李延昰	《脉诀汇辨》	以浮、沉、迟、数、虚、实为六纲脉

续表

朝代	医家	医著	贡献
清代	叶天士	《外感温热篇》	创温病的卫气营血辨证
	吴鞠通	《温病条辨》	创温病的三焦辨证
	周学海	《重订诊家直诀》	对诸脉的脉象、考辨、主病及参变等论述颇详
	陈士铎	《辨证录》	分述伤寒、中寒、中风等126门，700余证，其辨证着重于症状的鉴别分析
	喻嘉言	《寓意草》	是当时中医学最完整的病历书写格式
近代	曹炳章	《彩图辨舌指南》	集历代医家论舌于一书，是舌诊的重要著作

第一章　望　诊

歌诀　全身望诊重在神，可见肝心脾肺肾。
要知具体归哪脏，面部区域来划分。
五色主病各不同，青痛黄湿热见红。
望色十法须掌握，变化转归可为功。
形体姿态亦须望，整体脏气弱与强。
阴寒喜静多为阴，狂热躁动多为阳。
局部望诊多分脏，五脏归经须知详。
头颅囟门见虚实，发育骨骼肾精藏。
面部可见大头瘟，痄腮面肿阴阳分。
开窍于耳脏在肾，人体五脏配五轮。
鼻部要知肺胃病，嘴唇口腔心脾明。
肾主牙齿胃牙龈，肺胃病变咽喉印。
颈部痰核有瘰疬，项强落枕风寒见。
腹部水鼓或凹陷，水肿浮肿四肢变。
痹证多在关节处，久病咳喘指如杵。
二阴多主下焦病，皮肤病多主表毒。

望排泄物痰吐便，寒热虚实规律现。
色黄稠浊为实热，色白清稀多属寒。
痰涎要明色与量，呕吐物中寒热详。
小便关系多脏腑，大便可见脾胃肠。
食指络脉为小儿，虎口内侧分三关。
浮沉颜色粗细明，疾病轻重查长短。
舌与五脏皆相连，心肺舌尖肝胆边。
脾胃舌体舌根肾，胃气熏蒸舌苔现。
舌神舌色舌形态，正邪相争见舌苔。
舌质舌苔综合看，寒热虚实气血判。

第一节　全身望诊

一、望神

（一）望神的意义

歌诀　精气盛衰望神知，神旺精充病也轻，
精气亏虚神衰惫，有神无神断愈危。

可以了解机体精气的盛衰和病情的轻重与预后。

1. 神旺：精气充盛，健康，或即使患

病也轻。

2. 神衰：精气亏虚，有病亦多重。

（二）望神的重点

歌诀 神的表现四方面，两目神情气色态，
重点望目即眼神，脏腑精气聚眼门。

1. 望神的重点：望目（眼神）。

2. 依据：因目为五脏六腑精气之所注，故目能反映五脏六腑精气的盛衰。

（三）望神的方法

歌诀 静气凝神冷眼观，一觉即会定神端，
短暂观察要敏捷，真神流露需自然。

1. 要集中注意力观察。

2. 观察要迅速、敏捷，一觉即会。

3. 注意病人自然时的表现。

（四）望神的内容

歌诀 两眼闪亮神自旺，呼吸平稳身体壮，
神识清晰表情丰，正气不衰五脏祥。
面色晦暗目无光，冷漠呆板意识亡，
动作失灵呼吸弱，失神语乱正大伤。
得失之间为少神，思维迟钝神不振，

懒言声低动作缓，亏在心脾与肺肾。

临终垂危见假神，离绝阴阳面如妆。

神乱可见癫痫狂，癫文痫抽狂属阳。

主要有：有神，少神，失神，假神，神乱五个方面。

1. 有神：表示正气未伤，脏腑功能未衰，为健康，或虽病亦较轻浅。

（1）目光：两目灵活，明亮有神。

（2）面色：荣润含蓄。

（3）表情：丰富自然。

（4）意识：神识清楚。

（5）言语：清晰。

（6）体态：动作自如，反应灵敏。

（7）呼吸：平稳。

（8）肌肉：不削。

2. 无神：表示正气大伤，精气衰竭，病情严重，预后不良。

（1）目光：目无光彩，瞳仁呆滞。

（2）面色：晦暗暴露。

（3）表情：淡漠或呆板。

（4）意识：朦胧或神识昏迷。

（5）言语：断续或语言错乱。

（6）体态：身体沉重，反应迟钝，动作失灵，或循衣摸床、撮空理线。

（7）呼吸：微弱或喘。

（8）肌肉：周身大肉已脱。

3. 少神：介于得神与失神之间。表示气血虚弱，心脾两虚，肺肾不足。

（1）目光：目光乏神，双目少动。

（2）面色：面色少华。

（3）神情：精神不振，思维迟钝。

（4）言语：懒言声低。

（5）体态：动作迟缓。

（6）肌肉：肌肉松软。

从得神→少神→失神，常提示疾病由轻到重，脏腑精气日见衰减。

4. 假神：垂危病人出现的精神暂时好转的假象，是临终的预兆。

表示精气衰竭，阴不敛阳，虚阳外越，阴阳离绝。属危候。

古人比作“残灯复明”，“回光返照”。

(1) 原本已失神，但突然精神转佳。

(2) 原目暗睛迷，突然目光转亮。

(3) 原语声低微断续，突然响亮起来，言语不休，想见亲人。

(4) 原面色晦暗，突然颧赤如妆。

(5) 原毫无食欲，突然食欲增强，食不知饱。

5. 神乱：即精神错乱，神志异常，可见于癫、狂、痫病人。

(1) 癫

表现：表情淡漠，沉默寡言，郁闷不乐，神志痴呆，喃喃自语，哭笑无常。

意义：痰蒙心神；或心脾两虚，神不守舍。

(2) 狂

表现：狂躁不安，呼号怒骂，打人毁物，登高而歌，弃衣而走，不避亲疏。

意义：痰火扰神；或阳明热盛，热扰神明；或蓄血瘀阻，蒙蔽神明。

(3) 痫

表现：突然昏倒，口吐涎沫，牙关紧闭，四肢抽搐，醒后如常。

意义：肝风夹痰。

二、望色

望色包括颜色和光泽两方面。

（一）面部色诊的原理及意义

歌诀 面部血脉真充盛，脏腑气血之外荣，
阴阳寒热虚实象，面部色泽映出来。

面部的血脉丰盛，为脏腑气血之外荣，所以脏腑的虚实，气血的盛衰，皆可通过面部色泽的变化而反映出来。

（二）望色时的注意事项

歌诀 望色采光要自然，注意光源颜色扰。
虚假病色或化妆，非准确色乱诊断。

1. 光源的色彩：应采用自然光，避免有色物体的影响。

2. 化妆品影响：应排除化妆品造成的虚假病色。

（三）面部分候脏腑

歌诀 面部划分见《五色》，庭颜之位在前额，
颊侧为蕃鼻明堂，耳门名蔽眉间阙。
《素问·刺热》亦有言，右颊属肺左见肝，
鼻主脾土额心火，颏位属水肾病现。

根据脏腑在颜面部相关的对应部位进行判断。其划分方法有两种：

《灵枢·五色》划分法

面部名称		所候脏腑
现用名称	《灵枢·五色》名称	
额	庭（颜）	首面
眉心上	阙上	咽喉
眉心	阙中	肺
鼻根	阙下（下极山根）	心
鼻柱	下极之下（直下年寿）	肝
鼻柱旁	肝部左右	胆
鼻尖	肝下（面王、准头）	脾
鼻翼旁	面王以上	小肠
鼻翼	方上	胃
颧骨下	中央	大肠
颊	夹大肠	肾
人中	面王以下	膀胱、胞宫

《素问·刺热》划分法

面部相关部位	左颊	右颊	额	鼻	颏
所候脏腑	肝	肺	心	脾	肾

（四）常色与病色

歌诀 正常面色是常色，常色又分主客色，
终生不变为主色，内外环境变动客。
气候昼夜情绪酒，饥饱也能影响色。
疾病面色分善恶，有泽为善无光恶。

1. 常色：即正常面色，是人在正常生理状态时的面部色泽。

（1）主色：凡属个体特征，终生不变的面色，即为主色。

中国人的主色是红黄隐隐，明润含蓄。

（2）客色：人体受季节、气候、饮食、环境、工作、情绪、运动等因素的影响致面色发生短暂性改变，称为客色。

①气候：春稍青，夏稍赤，长夏稍黄，秋稍白，冬稍黑。

②昼夜：白昼则面色光辉外映；黑夜则面色隐约内含。

③情绪：喜则面赤，怒则面青，忧则色沉，思则面黄，悲则泽减，恐则面白。

④饮酒：酒后脉络扩张，则面红目赤。

⑤饥饱：饱食则面益荣润光泽；过饥则面色泽减。

2. 病色：即人体在疾病状态时面部表现的色泽。应首先区分善色与恶色。

主要根据皮肤颜色有无光泽而区分为善色和恶色。

（1）善色

①特征：色泽明润含蓄者。

②意义：脏腑精气未衰，胃气尚荣于面，是吉兆。表示病情较轻，预后较好。

（2）恶色

①特征：色泽晦暗枯槁者。

②意义：脏腑精气已衰，胃气不荣于面，是凶兆。表示病情严重，预后不佳。

现根据《素问·五脏生成》篇中记载，将常色、善色、恶色比较归纳如下。

常色、善色、恶色鉴别表

五色	正常面色（常色）	轻病面色（善色）	重病面色（恶色）
青	如以缟裹绀	如翠羽	如草兹
赤	如以缟裹朱	如鸡冠	如衃血
黄	如以缟裹瓜蒌实	如蟹腹	如枳实
白	如以缟裹红	如豕膏	如枯骨
黑	如以缟裹紫	如乌羽	如炲

（五）五色主病

歌诀 黄主虚湿热见红，青痛寒瘀并惊风，
面白失血虚寒证，黑寒肾虚水饮瘀。

五色主病就是见其色而知其病证。

1. 青色：主寒证、痛证、瘀血、惊风、肝病。

（1）寒证：青黑。

（2）痛证：阵发性，痛时发青。

（3）瘀血：青紫。

（4）惊风：小儿眉间、鼻柱、口唇四周发青。

（5）肝病：青黄。

2. 赤色：主热证。

（1）实热：满面通红。

（2）虚热：颧部嫩红。

（3）戴阳：久病重病面色苍白，却时而泛红如妆。

3. 黄色：主脾虚、湿证。

（1）脾虚：萎黄（淡黄枯槁无泽）。

（2）湿证：黄胖（面黄虚浮）。

（3）黄疸：面目一身尽黄。

①阳黄：黄色鲜明如橘色，湿热熏蒸。

②阴黄：黄色晦暗如烟熏，寒湿郁阻。

4. 白色：主虚证、寒证、失血证。

（1）虚证：有气血阳虚之分。

①血虚：淡白无华而消瘦。

②气虚：㿠白或淡白。

③阳虚：㿠白虚浮。

（2）寒证：苍白。

（3）失血：苍白如壁。

5. 黑色：主肾虚、水饮、瘀血、寒证。

（1）肾虚

①肾阴不足：黑而干焦。

②肾阳虚衰：黑而暗淡。

（2）水饮：眼眶周围发黑。

（3）瘀血：面色黧黑而肌肤甲错。

（4）寒证：青黑。

（六）望色十法

歌诀 浮沉可分证表里，面色清浊分阴阳。
微见虚证甚病实，散见新病抟病长。
面色润泽精气旺，正确治疗易复康。
面色枯槁可见夭，病重难医精气亡。

十法为浮、沉、清、浊、微、甚、散、抟、泽、夭。

1. 浮：面色浮显于皮肤之表，主表证。
2. 沉：面色沉隐于皮肤之内，主里证。
3. 清：面色清明，主阳证。
4. 浊：面色晦暗，主阴证。
5. 微：面色浅淡，主虚证。
6. 甚：面色深浓，主实证。
7. 散：散是面色疏散，主新病，或病

邪将解。

8. 抟：面色壅滞，主病久。

9. 泽：面色润泽，主精气未衰，病轻易治。

10. 夭：面色枯槁，主精气已衰，病重难医。

三、望形体

（一）望形体诊病原理

歌诀 形体与脏密相连，形壮表示脏腑强，
不同体质易感性，外弱也表内脏衰。

1. 原理

（1）形体与脏腑密切相应，形体赖脏腑精气充养，脏腑精气盛衰和功能强弱可通过形体反映于外。内盛则外强，内衰则外弱。

（2）不同的体质形态对疾病的易感性和发展转归也不同。

2. 意义：可诊察脏腑的虚实、气血的盛衰，抗病能力的强弱，以及对某些疾病

的易感性和预后。

(二) 望形体的内容

歌诀 体型胖瘦弱与强，弱为脏虚强脏旺。
胖且多食脾胃健，食少却胖见多痰。
中焦火消瘦者食，食少而瘦中气虚。
三种体型别阴阳，平和之人气血调。

望形体，包括强弱、胖瘦、畸形、体型四部分。

1. 强弱

(1) 强：身体强壮，表现为胸廓宽厚，骨骼粗大，皮肤润泽，肌肉丰满。提示内脏坚实，气血旺盛。

(2) 弱：身体衰弱，表现为胸廓狭窄，骨骼细小，皮肤枯槁，肌肉消瘦。提示内脏脆弱，气血不足。

2. 胖瘦：过胖或过瘦都可能是病理状态。

(1) 胖而能食：形盛有余，脾胃健旺。

(2) 胖而食少：形盛气虚，脾虚有痰。

(3) 瘦而能食：中焦有火。

（4）瘦而食少：中气虚弱。

（5）久病骨瘦如柴：脏腑精气衰竭，气液干枯，属病危。

3. 畸形：可见鸡胸、龟背、罗圈腿等畸形，多为先天不足，或后天失养。

4. 体型：有三种体型。

（1）阳脏人：体型瘦长，头长颈细，肩窄胸平，身体姿势多前屈，阴较亏而阳偏旺，患病后易从阳化热。

（2）阴脏人：体型矮胖，头圆颈粗，肩宽胸厚，身体姿势多后仰，阳较弱而阴偏旺，患病后易从阴化寒。

（3）阴阳平和之人：体型介于前两者之间。阴阳平衡，气血调匀。

四、望姿态

（一）望姿态诊病原理

歌诀 动静姿态知阴阳，异常动作疾病详；
躁动不安阳热实，喜静懒动阴虚寒。

1. 原理

(1) 病人的动静姿态与机体的阴阳盛衰、病性的寒热虚实关系密切。

(2) 肢体的异常动作常与一定的疾病有密切关系。

2. 意义：可诊察病性的阴阳寒热虚实、脏腑的病变程度和某些疾病。

(二) 望姿态内容

歌诀 身轻外转阳实热，阴虚寒证身蜷缩。
仰首而坐痰涎盛，卧不能坐血气弱。
角弓反张肝风动，痿证肢软身不痛。
关节肿痛痹证难，半身不遂中风瘫。

一般规律：阳主动，阴主静，故喜动者为阳证，喜静者为阴证。

1. 卧态

(1) 卧时面常向外，卧不安稳，身轻自能转侧：阳证、热证、实证。

(2) 卧时面常向里，身重懒动，身重不能转侧：阴证、寒证、虚证。

(3) 踡卧缩足，喜加衣被者：虚寒证。

（4）但卧而不欲坐，坐则昏晕：气血不足。

2. 坐态

（1）坐而仰首，胸胀气粗：肺实气逆。

（2）坐而喜俯，少气懒言者：肺虚少气。

（3）但坐不得卧，卧则气逆咳喘：肺胀咳喘，或水停胸腹。

3. 肢体动作异常

（1）振颤：眼睑、面、口唇或手指、足趾不时颤动，为血虚生风。

（2）角弓反张：项背肌肉强直，头向后仰，躯干前挺呈弓状。属肝风内动。

（3）痿证：肢软无力，行动不便而不痛，为阳明湿热，或脾胃气虚，肝肾不足。

（4）痹证：关节肿痛，肢体行动困难，风寒湿三气侵袭所致。

（5）中风：突然昏倒，不省人事，口眼㖞斜，半身不遂。

4. 护处必痛：痛处也多特殊姿态。

(1) 病人蹙额捧头，俯不欲仰者：多属头痛。

(2) 叉手扪心，闭目不语：心虚怔忡。

(3) 两手护乳前，唯恐触碰：多见于乳痛病人。

(4) 以手护腹，弯腰曲身者：多属腹痛。

(5) 以手叉腰，扭转不能：多属腰痛。

第二节　局部望诊

一、望头面

(一) 望头部

歌诀　弱智多为肾精亏，巨颅亦主脑积水。
小颅先天尚不足，方颅患儿佝偻备。
实热囟门高隆起，囟门凹陷主证虚。
解颅肾亏风摇头，血虚受风见斑秃。
小儿发干结如穗，疳积表现为脾病。

1. 头形

望头形

	表现	意义
巨颅	头形过大，伴智力低下	先天不足，肾精亏虚，或见脑积水
小颅	头形过小，伴智力低下	先天不足，肾精亏虚
方颅	前额左右突出，头顶平坦，颅呈方形	肾精不足或脾胃虚弱，见于佝偻病

2. 囟门

望囟门

	表现	意义
囟填	囟门高突	实证，见温病火邪上攻，或颅内水停
囟陷	囟门凹陷	虚证，见吐泻伤津，或气血不足
解颅	囟门迟闭，骨缝不合	肾气不足

3. 头的动态

头摇：头摇不能自主，多为风证或动

风先兆。

4. 头发

望发

<table>
<tr><th></th><th>表现</th><th>意义</th></tr>
<tr><td rowspan="2">脱发</td><td>发黄稀疏，干枯易落</td><td>精血不足</td></tr>
<tr><td>突然片状脱发</td><td>斑秃，血虚受风</td></tr>
<tr><td rowspan="2">青少年白发</td><td>无其他不适感觉</td><td>禀赋所致，不作病论</td></tr>
<tr><td>伴有肾虚症状</td><td>肾虚</td></tr>
<tr><td>发结如穗</td><td>小儿发结如穗，枯黄无泽</td><td>疳积病</td></tr>
</table>

（二）望面部

歌诀 面肿多见水泛滥，明辨下阴与上阳。
抱头火丹大头瘟，风热火毒向上攻。
发颐阳明毒难治，痄腮风温少阳壅。
口眼㖞斜络中风，狮面一定是麻风。

1. 面肿

（1）水肿病：分阳水和阴水。

①阳水：眼睑头面先肿，外邪侵袭，肺失宣降。

②阴水：下肢足部先肿，脾肾阳虚，水湿内停。

（2）抱头火丹：面部红肿热痛，色如涂丹，风热火毒上攻。

（3）大头瘟：头肿大如斗。天行时疫，瘟毒上攻。

2. 腮肿

（1）痄腮：一侧或双侧腮部突然肿起疼痛，以耳垂为中心，边缘不清，按之有柔韧感，为感受风温毒邪，壅阻少阳所致。

（2）发颐：颧骨之下，腮颌之上，耳前一寸三分发疽。阳明经热毒上攻。

3. 口眼㖞斜

（1）风邪中络：单见口眼㖞斜。

（2）中风病：口眼㖞斜，并有半身不遂。

4. 特殊面容

特殊面容

面容	意义
惊恐貌	小儿惊风、狂犬病
苦笑貌	新生儿脐风、破伤风
狮面貌	麻风

二、望五官

（一）望目

歌诀 人体五脏配五轮，水轮瞳仁归于肾。
目眦血轮配火心，脾土眼胞属肉轮。
白睛气轮肺所主，黑珠风轮配肝木。
肾虚可见目胞暗，目赤属火淡白虚。
昏睡露睛要补脾，瞳孔散大性命危。
瞳小中毒肝火旺，脾气不升眼睑垂。

目为肝之窍，心之使。五脏六腑之精气皆上注于目。

五轮学说

部位	名称	所属脏腑
两眦血络	血轮	心
白珠	气轮	肺
黑珠	风轮	肝
瞳仁	水轮	肾
眼胞	肉轮	脾

1. 目神

（1）有神：明亮灵活，精彩内含，表

示健康，或虽病易治。

(2) 无神：晦暗无光，视物不清，提示病重难治。

2. 目色

(1) 目赤：火热内盛。

①目眦赤：心火。

②白睛赤：肺火。

③睑缘赤烂：脾经湿热。

④全目赤肿疼痛：肝经风热。

(2) 白睛黄染：黄疸。湿热或寒湿。

(3) 目眦淡白：血虚或失血。

(4) 目胞色黑：肾虚或水寒内盛。

3. 目形

(1) 眼胞浮肿：目胞微肿，如新卧起状，水肿病。

(2) 眼眶凹陷：目窠陷下，吐泻伤津或精气已衰。

(3) 针眼：胞睑边缘，起核如麦粒，风热相搏，或脾胃热毒上攻。

4. 目态

（1）瞳孔缩小：或肝胆火炽，或中毒，也可见于出血性中风病。

（2）瞳孔散大：肾精耗竭，濒死危象。

（3）瞪目直视：脏腑精气将绝，属病危。

（4）目翻上视：肝风内动所致，为危候。

（5）斜视：肝风内动，为危候。也可见于外伤目系或先天所致。

（6）昏睡露睛：小儿睡眠时眼睑闭合不全。脾虚清阳不升所致。

（7）胞睑下垂：脾虚气陷。

（二）望耳

歌诀 肾足耳大虚瘦薄，瘀血长久耳甲错，
血虚淡白痛青黑，双耳流脓肝胆热。

耳为肾窍，为“宗脉之所聚”。另外，耳郭上还有脏器和身形各部的反应点。脏腑、经络、身形各部有病，便可反映于耳。望耳主要是观察耳的色泽与形态

变化。

1. 色形变化

耳的色形变化

表现	意义
色泽红润	气血充足
耳轮淡白	气血亏虚
色青黑	痛证
耳轮红肿	肝胆湿热或热毒上攻
耳轮干枯色黑	肾精亏耗为病重

2. 形态变化

耳的形态变化

表现	意义
耳郭厚大	肾气充足
耳郭瘦薄	先天亏虚，肾气不足
干枯萎缩	肾精耗竭
耳轮甲错	久病瘀血

3. 耳道变化

耳道有黄色脓液流出为脓耳，属肝胆湿热。

(三) 望鼻

歌诀 热入血分酒齄鼻，鼻红生疖胃热奇，
鼻柱崩溃麻风见，鼻渊久流脓臭涕。

鼻为肺窍，是呼吸之气出入的门户，鼻头应脾，鼻翼属胃，足阳明胃经分布于鼻旁。故鼻与肺脾胃关系密切。

1. 色、形、态变化

鼻的色、形、态变化

特征	意义
鼻头红肿生疖	胃热或血热
酒齄鼻	肺胃蕴热，热入血分
鼻柱溃陷	麻风恶候
鼻翼扇动	肺气不宣，呼吸困难

2. 鼻道变化

鼻道变化

表现	意义
流清涕	外感风寒
流浊涕	外感风热，或肺胃有热
久流腥臭脓涕	鼻渊。外感风热或胆移热于脑
鼻腔出血	鼻衄。肺胃蕴热，燥热灼伤鼻络

（四）望口唇

歌诀 唇色红润胃气足，淡白失血紫血瘀，
心脾有热口腔烂，湿热秽浊鹅口疮。
煤气中毒樱桃红，小儿脐风见口撮，
风病口噤破伤风，口眼㖞僻见中风。

脾开窍于口，其华在唇，手足阳明经环绕口唇，故望口与唇的异常变化，主要可以诊察脾与胃的病变。

脾开窍于口，其华在唇，手足阳明经环绕口唇，故望口与唇的异常变化，主要可以诊察脾与胃的病变。

1. 色泽

（1）唇色红润：胃气充足，气血调匀。

（2）唇色淡白：血虚或失血，唇失血荣。

（3）唇色紫暗或暗黑：瘀血。

（4）唇色呈樱桃红：煤气中毒。

2. 形态

（1）口唇干燥：津液已伤。

（2）口唇糜烂：脾胃积热上蒸。

（3）口角流涎：小儿多属脾气虚弱；

成人多为中风络脉或中风后遗症。

(4) 口腔糜烂：唇内和口腔黏膜出现溃疡，为心脾积热。

(5) 鹅口疮：小儿口腔、舌上满布白斑如雪片，湿热秽浊之气上蒸于口所致。

(6) 麻疹黏膜斑：小儿口腔颊黏膜（即第二磨牙处黏膜），出现帽针头大小的灰白色斑点，周围绕以红晕。为麻疹将出之兆。对麻疹病早期诊断具有重要意义。

3. 动态

(1) 口噤：即口闭而难开，见于痉病、惊风、破伤风，或疫毒痢。

(2) 口撮：上下口唇紧缩，见于新生儿脐风。

(3) 口㖞：即口角㖞斜，为风痰阻络。

(五) 望齿龈

歌诀 牙齿干燥阴液伤，齿松易脱肾气亏，
有洞腐臭为龋齿，牙龈红肿热在胃。
咬牙啮齿温病见，定是热极肝风动。
睡中啮齿是胃热，腹中积滞食或虫。

齿为骨之余，骨为肾所主；龈为手足阳明经分布之处，故望齿与龈的变化，便可诊察肾、胃的病变以及津液的盈亏状况。

1. 观齿

望齿

表现	意义
牙齿干燥，甚如枯骨	热盛伤津，或肾阴枯竭
牙齿松动稀疏	肾虚
龋齿腐洞	龋齿
温病中咬牙啮齿	热极动风
睡中啮齿	胃热、虫积或食积

2. 观龈

望龈

表现	意义
齿龈淡白	血虚
龈肉萎缩	胃阴不足，或肾虚
齿龈红肿	胃火上炎
齿龈出血	血热妄行或脾不统血

（六）望咽喉

歌诀 肺胃病变现咽喉，热毒壅盛肿痛红，
肿痛不显为虚热，乳蛾白喉肺胃热。

咽喉为肺、胃之门户，是呼吸、进食的通道。足少阴肾经循喉咙夹舌本，与咽喉关系密切。故望咽喉主要可以诊察肺、胃的病变。

1. 咽红

(1) 咽部色红，肿痛明显：实热证，肺胃热毒壅盛。

(2) 咽部色红，肿痛不显：虚热证，肾阴亏虚，虚火上炎。

2. 乳蛾：咽部一侧或两侧红肿疼痛，甚则溃烂有黄白脓点，肺胃热盛，火毒熏蒸。

3. 白喉：伪膜色灰白，坚韧不易剥去，重剥出血，很快复生，感染疫毒时邪。

三、望躯体

（一）望颈部

歌诀 瘰疬痰核肝气郁，瘿瘤可因水与土，
项强落枕或风寒，项软肾亏脾胃虚。

1. 瘰疬：颈侧颌下有肿块如豆，累累

如串珠。多为肺肾阴虚，虚火灼津。

2. 瘿瘤：颈前结喉两侧漫肿或结块，为肝气郁结，气结痰凝所致，或与地方水土有关。

3. 项强：即项部拘紧或强硬。

（1）头项强痛不舒，兼恶寒发热等症，为外感风寒，太阳经脉郁滞。

（2）项部强直不能前俯，兼壮热头痛，神昏抽风，为热极生风或破伤风等病。

（3）睡醒后项部拘急疼痛不舒，为落枕，是睡姿不当所致。

4. 项软：颈项软弱，抬头无力，为小儿“五软”之一，先天不足，肾精亏损。

5. 颈脉异常：半卧位或坐位时颈静脉明显充盈，可见于水肿或鼓胀等患者。

（二）望腹部

歌诀 鼓胀膨隆在腹部，腹部凹陷精气无。
剧烈吐泻新病见，舟状腹是危重象。

1. 腹部膨隆：可见于鼓胀、水肿或积聚。

（1）鼓胀：单腹鼓胀，四肢消瘦，肝郁脾气滞血瘀水停。

（2）水肿：腹部胀满，周身俱肿，肺脾肾三脏功能失调。

（3）积聚：腹部局部膨隆，临证须结合按诊进行辨证。

2. 腹部凹陷：仰卧时前腹壁明显低于胸骨至耻骨中点连线，亦称舟状腹。

（1）新病见之：多为剧烈吐泻所致。

（2）久病见之：为脏腑精气耗竭所致，属病危之象。

四、望四肢

望诊时应注意观察四肢、手足的形态变化和动态的异常。

（一）望手足

歌诀 四肢萎缩气血虚，水肿表现上四肢，
膝头红肿为热痹，青筋暴露血行瘀。

1. 四肢萎缩：四肢或某一肢体肌肉消瘦、萎缩，气血亏虚。

2. 四肢浮肿：全身浮肿的一部分，也有仅足跗肿，见于水肿病。

3. 膝部肿大

（1）膝部红肿热痛，屈伸不利：热痹，风湿郁久化热。

（2）膝部肿大而股胫消瘦，形如鹤膝：寒湿久留。

4. 青筋暴露：小腿脉络曲张，形似蚯蚓，下肢络脉血瘀。

（二）望指趾

歌诀 血虚生风鸡爪风，指趾溃脱为脱疽，
梭状指节风湿蕴，杵状指节心肺胸。

1. 手指挛急：手指拘挛，不能伸直者，是“鸡爪风”，多为血虚。

2. 指趾溃脱：指趾皮肤紫黑，溃流败水，肉色不鲜，味臭痛剧，为脱疽。

3. 手指变形

（1）梭状指：指关节呈梭状畸形，活动受限。提示风湿久蕴，筋脉拘挛。

（2）杵状指：手指末节膨大如杵，常

见于久病咳喘，心肺虚损，瘀血痰阻。

4. 指头螺瘪：指头干瘪，螺纹显露，称为“瘪螺”，常见于吐泻太过，津液暴脱。

五、望二阴

前阴为生殖和排尿器官，后阴指肛门。

观察前阴时，对男性应注意观察阴茎、阴囊和睾丸是否正常，有无硬结、肿胀、溃疡和其他异常的形色改变；对女性诊察要有明确的适应证，由妇科医生负责检查，并需在女护士陪同下进行。

观察后阴时应注意肛门部位有无红肿、痔疮、肛裂、瘘管及其他病变。

（一）前阴常见表现与意义

歌诀 阴囊肿大疝气见，水疝狐疝分明鉴。
肿大如囊多水疝，小肠坠入断狐疝。
阴缩寒凝宗筋急，阴疮梅毒性不洁。
子宫脱垂中气陷，产后用力阴挺添。

1. 阴囊肿大：多见疝气。

(1) 水疝：阴囊肿大，触之有水囊样感，见于水肿病。

(2) 狐疝：小肠坠入阴囊而引起阴囊肿大，多由肝郁、寒湿或久立远行所致。

2. 阴部湿痒：阴部瘙痒红肿湿烂渗出，为肝胆湿热循经下注而发。

3. 阴挺：即子宫脱垂，多为中气下陷，或产后用力过早，努伤所致。

4. 阴缩：男子阴囊阴茎，或女性阴户收缩，拘急疼痛，多因寒凝宗筋所致。

5. 阴疮：前阴部生疮，或有硬结破溃腐烂，时流脓水或血水，湿热下注或梅毒所致。

(二) 后阴常见表现与意义

歌诀 中气下陷肛门脱，痔疮内外混合握，
肛门齿线分界线，湿热蕴结血热燥。
湿热下注邪毒漫，肛周红肿肛痈现，
燥屎撑破成肛裂，肛周破溃脓肛瘘。

1. 脱肛：肛门脱出，多为中气下陷。

2. 痔疮：肛门内外生有紫红色柔软肿块，突起如峙。多由肠中湿热蕴结或血热肠燥，肛门部血脉郁滞所致。

（1）内痔：痔疮生于肛门齿线以内。

（2）外痔：痔疮生于肛门齿线以外。

（3）混合痔：肛门齿线内外皆有痔疮。

3. 肛痈：肛门周围局部红肿疼痛，状如桃李，甚则破溃流脓，多由湿热下注或外感邪毒所致。

4. 肛瘘：肛痈或痔疮溃后久不收口流脓水，缠绵难愈。

5. 肛裂：肛门裂口疼痛，便时流血，多因大肠热结，燥屎撑裂。

六、望皮肤

皮肤为一身之表，内合于肺，卫气循行其间，有保护机体的作用。脏腑气血通过经络荣养于皮肤。凡感受外邪或内脏有病，皆可引起皮肤发生异常改变而反映于外。

观察时应注意皮肤色泽形态的变化和皮肤的病症。

（一）色泽变化与意义

歌诀 皮肤发赤丹毒见，不同部位异名称，
风热火毒是总因，黄疸鲜暗阴阳分。
黑疸劳损伤肾致，皮肤白斑白癜风。
肌肤甲错是瘀血，皮燥肤皱津血亏。

1. 皮肤发赤：皮肤发赤，色如涂丹者，称为丹毒。由风热火毒所致。

（1）抱头火丹：丹毒发于头面。

（2）流火：丹毒发于小腿。

（3）缠腰火丹：丹毒发于腰部。

（4）赤游丹：丹毒发于全身，游走不定。

2. 皮肤发黄：面目、皮肤、爪甲俱黄者，为黄疸。应注意阴黄与阳黄的鉴别。

（1）阳黄：黄色鲜明如橘子色，湿热熏蒸，胆汁外溢肌肤。

（2）阴黄：黄色晦暗如烟熏色，多为

寒湿阻遏，胆汁外溢肌肤。

3. 皮肤发黑

（1）皮肤色黑而晦暗：肾阳虚衰，血行不畅。

（2）色黑而干枯不荣：黑疸，劳损伤肾，肌肤失养。

4. 皮肤白斑：皮肤局部明显变白，斑片大小不等，与正常皮肤界限清楚，且无任何异常感觉者，称为白癜风。多因风湿侵袭、气血不荣所致。

5. 皮肤润燥

（1）皮肤润泽：津液未伤，营血充足。

（2）皮肤干涩不荣：津液已伤，或营血亏虚。

（3）肌肤甲错：皮肤干枯粗糙，状若鱼鳞，为瘀血。

（二）形态变化与意义

歌诀 斑大成片疹如粟，阳斑胃热阴斑虚。
麻疹桃红如麻粒，风疹淡红细小疏。

过敏风邪成隐疹，时隐时显肤痒甚，
白痦为湿郁肌表，多种皮损为湿疹。
痈为热毒寒结疽，浅表见疖疔毒热。

1. 斑疹

(1) 斑：色红或紫，呈点状或片状，平摊于皮肤之下，压之不褪色，摸之不碍手。斑有阳斑、阴斑之分。

① 阳斑：斑色红紫，形似金纹云片，兼身热烦躁、脉数等实热证表现，为温病邪热炽盛，内迫营血。

② 阴斑：斑色青紫，隐隐稀少，兼面白、肢凉、脉虚等虚寒证，为脾气亏虚，血失统摄所致。

(2) 疹：色红而高起，疹形如粟粒，高出皮肤，压之褪色，摸之碍手。疹常见的有麻疹、风疹、隐疹。

①麻疹：疹点出现于皮肤，从头面发际开始，延及胸腹四肢，色似桃红，形如麻粒，多因外感麻毒时邪。

②风疹：疹色淡红，细小稀疏，多为外感风邪。

③隐疹：其疹时隐时显，肤痒，搔之则连片成大丘疹，色淡红带白，不时举发，一般为外感风邪或过敏而发于皮肤。

2. 白痦：皮肤上出现的一种白色晶莹如粟的透明小疱疹，多见于胸颈部，偶见于四肢，不见于头面部，多因湿郁肌表，汗出不彻所致。

3. 湿疹：周身皮肤出现红斑，迅速形成肿胀、丘疹或水疱，继之水疱破裂，渗液，出现红色湿润之糜烂，以后干燥结痂，痂脱后留有痕迹，日久自行消退。多因风湿热留于肌肤所致。

4. 痈、疽、疔、疖

（1）痈：红肿热痛，浅而高大，易消易溃易敛，多因热毒熏蒸所致。

（2）疽：漫肿无头，肤色不变，无热少痛，难消难溃难敛，多为寒邪郁结而成。

(3) 疔：初起如粟，根深形小，其状如针，顶白而痛，伴麻木痒，多因热毒侵袭而致。

(4) 疖：浅表局限，形小而圆，红肿热痛不甚，易溃易敛，但易反复发作，多为湿热蕴结所致。

第三节　望排泄物

排泄物变化总的规律是：凡色白、清稀者，多属虚证、寒证；凡色黄、稠浊者，多属实证、热证。

一、望痰涎

(一) 痰

歌诀　诊痰察色看质量，寒痰稀白热痰黄。
痰少而黏燥邪犯，量多易咯见湿痰。
清稀泡沫风痰见，脓血腥臭痰肺痈。

望痰

类型	痰的特征	意义
寒痰	痰白而清稀	寒伤阳气，气不化津，湿聚为痰
热痰	痰黄黏稠	热邪犯肺，煎熬津液成痰所致
燥痰	痰少而黏，难于咯出，或痰中带血	燥邪犯肺或肺阴虚内热，肺失润养
风痰	痰清稀而多泡沫	外感风寒，肺气失宣
湿痰	痰白滑而量多，易于咯出	脾失健运，水湿内停，湿聚为痰
肺痈	咯吐脓血腥臭痰	热毒蕴肺，肉腐成脓

（二）涎

歌诀 涎清量多脾胃寒，黏涎时见湿浊泛。
风中经络涎不止，中风后遗症中现。
小儿流涎渍颐下，脾虚胃热虫食积。

望涎

表现	意义
口流清涎量多	脾胃虚寒，气不摄津
口中时吐黏涎	脾胃湿热，湿浊上泛
口角流涎不止	中风后遗症，或风中络脉

续表

表现	意义
小儿口角流涎，涎渍颐下	滞颐。脾虚、胃热、虫积或消化不良

二、望呕吐物

歌诀 寒呕清稀热呕臭，黄绿苦水肝胆热，
伤食呕出酸腐物，血热吐出血和物。

望呕吐物

特征	意义
清稀，无酸臭气味	寒呕。寒邪犯胃，或脾胃阳虚
秽浊黏稠，有酸臭味	热呕。邪热犯胃
酸腐，夹杂不消化食物	伤食
黄绿苦水	肝胆郁热
清水痰涎，伴胃有振水声	痰饮
鲜血或紫暗有块，夹有食物残渣	胃有积热，或肝火犯胃，络破血溢

三、望二便

（一）望大便

歌诀 虚寒而泄便清稀，湿热泄泻便如糜。
完谷不化脾肾虚，下痢脓血见痢疾。
便血远近亦有别，近血肠风或肛裂。
远血色黑如柏油，胃部之前有出血。

大便的形成与脾、胃、肠功能状况密切相关，同时还受肝的疏泄和命门火温煦作用的直接影响。观察时应注意其形、色、质、量等方面的异常改变。

1. 大便清稀如水样：寒湿泄泻。

2. 大便黄褐如糜：湿热泄泻。

3. 大便完谷不化或如鸭溏：脾虚泄泻或肾虚泄泻。

4. 大便如黏冻夹有脓血：痢疾，湿热蕴结大肠。

5. 大便灰白：多见于黄疸。

6. 大便干燥结硬甚如羊屎：属肠道津亏。亦可见于噎膈患者。

7. 大便出血

(1) 近血：血色鲜红，肠风下血；或肛裂出血。

(2) 远血：血色紫暗或色黑如柏油，多见于胃溃疡等疾病。

(二) 望小便

歌诀 小便清长肾虚寒，短黄实热津液伤，
湿热内蕴砂石结，血热或虚尿见血。

小便的形成与肾和膀胱的气化、肺的肃降、脾的运化、三焦的通调等脏腑功能状态有直接的关系。望小便时应注意其色、质、量的变化。

1. 小便清长：虚寒证。可见于久病阳虚或年高体弱之人。

2. 小便短黄：实热证。可见于外感发热，或脏腑火热炽盛，或剧烈的汗、吐、泻患者。

3. 尿中带血：热伤血络，或脾肾不固，或湿热蕴结膀胱。

4. 尿有砂石：湿热内蕴，煎熬尿中杂

质结为砂石所致。见于石淋患者。

5. 小便浑浊：肾气亏虚；或下焦湿热。可见于尿浊、膏淋等患者。

第四节　望小儿食指络脉

食指络脉，是指虎口至食指内侧（掌侧）的桡侧表浅静脉（也称指纹）。适用于3岁以内的小儿。

由于小儿食指络脉与成人寸口脉同属手太阴肺经，故望食指络脉诊病原理与诊成人寸口脉原理基本相同。

三岁以内的小儿寸口脉部短小，加之诊脉时不易配合，常易哭闹，影响脉象的真实性。但一般对食指络脉色泽、形状影响不大，且小儿皮肤较薄嫩，食指络脉易于观察，故常以望食指络脉作为代替脉诊的一种辅助方法。

一、食指络脉的三关定位

将小儿食指按指节分为三关。

1. 风关：食指第一节（掌指横纹至第二节横纹之间）。

2. 气关：食指第二节（第二节横纹至第三节横纹之间）。

3. 命关：食指第三节（第三节横纹至指端）为命关。

二、食指络脉的观察方法

观察时让家属抱小儿向光，医生先用左手拇指和食指卡住小儿食指，找到桡侧表浅静脉，再用右手拇指指腹部，从小儿食指指尖向指根部以轻重适中的力量推擦几次，然后观察络脉的变化。

三、食指络脉的形色变化与意义

歌诀 三岁小儿脉诊难，食指络脉显奇功。
浮沉可见病深浅，颜色主证各不同。

色淡脾虚紫黑瘀，红表紫热青风痛。
粗细正邪关系明，长短可知病轻重。

（一）浮沉

1. 络脉浮露：病位较浅，外感表证。

2. 络脉沉隐：病邪入里，外感病的里证阶段或内伤病证。

（二）颜色

1. 络脉鲜红：外感表证。

2. 络脉紫红：里热证。

3. 络脉青色：主疼痛、惊风。

4. 络脉紫黑：血络郁闭，病属重危。

5. 络脉色淡：脾虚。

（三）长短

1. 络脉显于风关：邪气入络，病情轻浅。

2. 络脉达于气关：邪气入经，病位较深。

3. 络脉达于命关：邪深入脏腑，主病重。

4. 络脉透过三关直达指端：称透关射

甲。病多凶险，预后不佳。

（四）形状

1. 络脉增粗：实证、热证。

2. 络脉变细：虚证、寒证。

第五节 望舌

望舌，又称舌诊，是通过观察舌象，了解机体生理功能和病理变化的诊察方法，是中医望诊的重要组成部分，亦是辨证论治的重要依据。

一、舌与脏腑的关系及舌诊原理

（一）舌的结构与舌象形成的联系

歌诀 舌在口腔连五脏，乳头舌面成舌象。
舌面底尖正中沟，调音拌食五味尝。

1. 舌体上主要分部

（1）舌体的上面称舌背（舌面），下面称舌底。

（2）舌体的前端称舌尖，舌体的中部

称舌中，舌体的后部称舌根，舌的两边称舌边。

(3) 舌的正中有一条纵行沟纹，称舌正中沟。

2. 舌乳头：舌面覆盖有许多乳头状突起，称为舌乳头，共有四种。

(1) 丝状乳头：与舌苔形成关系密切。

(2) 菌状乳头：对舌象形成有着密切关系。

(3) 轮状乳头：与味觉有关。

(4) 叶状乳头：与味觉有关。

3. 舌下大脉：在舌系带两侧有舌下静脉，古人称为“舌下大脉”。

4. 舌具有感受味觉、调节声音、拌和食物等功能，与五脏六腑、气血津液有密切联系。

(二) 脏腑经络与舌象形成的联系

歌诀 心肝脾肾系舌本，经别经筋经脉通。
膀胱三焦与胃腑，经筋经脉连舌中。
胃气熏蒸舌苔成，五脏六腑与胃通。

肾气与之不分离，先天后天两为功。

脏腑经络与舌象

脏腑	与舌的关系
心	舌为心之苗：心经之别系舌本
脾	舌的味觉和舌苔的形成与脾气有关；脾经连舌本散舌下
肝	肝藏血，血充盈于舌；肝主筋，肝经络舌本
肾	肾藏精，精化血，血荣于舌；肾经夹舌本
肺	肺系上达咽喉，与舌根相连

在脏腑中，心、脾、胃与舌的关系最为密切。

（三）舌面的脏腑部位划分

歌诀　舌尖上焦主心肺，中部中焦候脾胃。

舌根下焦肾状现，舌边归于肝胆位。

脏腑与舌面的部位有一定的分布规律。

1. 舌尖：属心肺。
2. 舌中：属脾胃。
3. 舌边：属肝胆。
4. 舌根：属肾。

二、舌诊的临床意义

(一) 判断正气的盛衰

1. 原理：正气的盛衰能明显地在舌质上反映出来。

2. 举例

(1) 气血充盛则舌色淡红而润。

(2) 气血不足则舌色淡白。

(二) 判别病位的深浅

1. 原理：病位浅深不同可从不同的舌象反映出来。

2. 举例：以外感温热病而言，其病位可划分为卫、气、营、血四个层次。邪在卫分，则舌苔薄白；邪入气分，舌苔白厚而干或见黄苔，舌色红；舌绛则为邪入营分；舌色深红、紫绛或紫黯，舌枯少苔或无苔为邪入血分。

(三) 辨别病邪的性质

1. 原理：感邪性质不同，舌象的表现也不同。

2. 举例：如外感风寒，苔多薄白；外感风热、苔多黄厚。

(四) 推断病势之进退

1. 原理：病情发展的进退趋势，可从舌象的不同变化上反映出来。

2. 举例：如从舌苔上看，舌苔由白转黄，由黄转焦黑色，苔质由润转燥，提示热邪由轻变重、由表及里、津液耗损；反之，苔由厚变薄，由黄转白，由燥变润，为邪热渐退，津液复生，病情向好的趋势转变。

(五) 指导临床立法及处方用药

1. 原理：舌象的状况，是临床立法处方用药的重要依据之一。

2. 举例：风温初起，外邪袭表，苔薄白为邪在卫分，可用辛凉宣透的银翘散或桑菊饮。苔若转成纯黄无白时，为邪入气分，可清气分之热，用辛寒清气的白虎汤。一旦舌色变成红绛，标志邪热已深入营分，可用清营透热的清营汤。若舌色变成深绛或紫绛，为邪热陷入血分，又宜用凉血散血的犀角地黄汤等。

三、舌诊的方法和注意事项

（一）望舌的方法

歌诀 望舌要采自然光，舌体放松尖下弯，
舌尖先看根后看，舌质先看苔后看。

1. 体位：望舌时患者可采取坐位或仰卧位，注意使舌面光线明亮，便于观察。

2. 伸舌姿势：必须自然地将舌伸出口外，尽量张口使舌体充分暴露，但应舌体放松，舌面平展，舌尖略向下。如伸舌过分用力，舌体紧张、蜷曲或伸舌时间过长等都会影响舌的气血流行而引起舌色改变。

3. 望舌顺序：一般先看舌尖、舌中，再舌侧，最后看舌根部。先看舌质，再看舌苔。

4. 望舌时间：既要迅速敏捷，又要全面准确。如果一次望舌判断不清，可令患者休息 3 ~5 分钟后，重复望舌一次。

5. 其他望舌法：刮舌法和揩舌法可用于鉴别舌苔有根无根，以及是否属于染苔。

（1）刮舌法：用消毒压舌板的边缘，以适中的力量，在舌面上由后向前刮3～5次。

（2）揩舌法：则用消毒纱布裹于手指上，蘸少许生理盐水在舌面上揩抹数次。

（二）望舌的注意事项

歌诀 饮食药物苔可染，苔色不符要问餐，
牙齿残缺半侧厚，张口呼吸苔燥干。

舌诊作为临床诊断疾病的一项重要依据，就必须注意排除各种操作因素所造成的舌象变化。

1. 光线影响

（1）正对光源：光线要直接照射到舌面。

（2）以充足柔和的自然光线为佳：光照的强弱与色调，常常会影响正确的判断。如光线过暗，可使舌色偏暗；日光灯下，舌色多偏紫；周围有色物体的反射光，也

会使舌色发生相应的改变。

2. 饮食或药品影响

(1) 染苔：饮食和某些药物可以使舌象发生变化。饮服某些食物或药物，可以使舌苔着色。如饮用牛乳、豆浆等可使舌苔变白、变厚；蛋黄、橘子、核黄素等可将舌苔染成黄色。

(2) 发现疑问时，可询问患者的饮食、服药情况，或用揩舌的方法予以鉴别。

3. 口腔对舌象的影响

(1) 牙齿残缺，可造成同侧舌苔偏厚。

(2) 镶牙可以使舌边留下齿印。

(3) 张口呼吸可以使舌苔变干。

这些因素引起的舌象异常，都不能作为机体的病理征象，应加以鉴别，避免误诊。

四、舌诊的内容

舌诊主要观察舌质和舌苔两方面内容。

舌质：又称舌体，是舌的肌肉脉络组

织。分神、色、形、态四部分。

舌苔：舌体上附着的一层苔状物。分苔色、苔质两部分。

（一）正常舌象

歌诀 淡红舌并薄白苔，正常舌象诊断参，
舌质淡红且滋润，舌苔均匀薄白润。

正常舌象的特征：舌色淡红鲜明，舌质滋润，舌体大小适中、柔软灵活；舌苔均匀薄白而润。简称“淡红舌，薄白苔”。

（二）舌象的生理变异

歌诀 舌象生理变异多，龄质性别气候摸，
儿童淡嫩舌苔少，老年舌色紫暗红。
体质裂纹地图舌，月经期舌红边尖，
气候因素引苔变，夏月湿盛厚黄偏。

1. 年龄因素：年龄是舌象生理变异的重要因素之一。如儿童舌质多淡嫩而舌苔少；老年人舌色较暗红或带紫暗色，但无明显的病变，故属生理性变异。

2. 体质、禀赋因素：因禀赋体质不同，可以出现一些舌象变化。除上述外，尚有

先天性裂纹舌、齿痕舌、地图舌等，多见于禀赋不足、体质较弱者，虽长时期无明显临床症状，也可以表现出对某些病邪的易感性，或某些疾病的好发性。

3. 性别因素：女性因生理特点，在月经期可以出现蕈状乳头充血而舌质偏红，或舌尖边部有明显的红刺。月经过后可以恢复正常。

4. 气候因素：自然环境的变动，可引起舌象的相应变化。夏月湿邪较盛，苔较厚而微黄。

（三）望舌质

歌诀 正气充足舌色亮，活动自如见荣光；
无神晦暗活动僵，正气衰败生机亡。
舌色淡白可见虚，全身阳气血均虚。
舌红苔少热见虚，苔黄厚则实热聚。
颜色深红名为绛，外感见邪热入血。
淡紫为寒绛紫热，青筋暴露寒瘀血。
舌形老嫩辨虚实，舌体胖大湿阻滞。
肿胀鲜红心脾热，中毒晦暗见青紫。

瘦薄可因舌失养，热毒亢盛生点刺。
舌面裂纹津液失，热盛伤阴脾困湿。
舌强津伤热入心，风痰阻络中风侵。
痿软伤阴气血亏。颤动肯定见肝风。
吐弄舌为心脾热，危重气绝吐舌祸。
痰瘀阻络舌不正，肝风夹痰歪斜多。
寒热虚痰短缩舌，短缩绝对示病危。
寒青热红胖大虚，痰浊阻滞苔厚腻。
舌下络脉细短现，气血不足虚证现。
络脉粗胀或网状，总是血瘀病人见。

1. 舌神

舌神特征及意义

舌象	特征	意义
荣（有神）	舌色红活鲜明，舌质滋润，舌体活动自如	正气充足、生机旺盛，为健康，若病中见之也为善候，预后良好
枯（无神）	舌色晦暗枯涩，活动不灵便	正气衰败、生机已微，预后较差

2. 舌色

舌色特征及意义

舌色	特征	意义
淡白	舌色比正常浅淡，甚至全无血色	气血两虚：淡白瘦薄 阳虚：淡白胖嫩有齿痕
红	舌色较正常红，呈鲜红色	热证。实热证：兼黄厚苔。虚热证：少苔或无苔
绛	较红舌更深，深红色	热证。外感病为热入营血。内伤病为阴虚火旺。血瘀：舌绛少苔而津润
紫	舌质色紫	热：绛紫而干枯少津 寒：淡紫或青紫湿润
青	舌色如皮肤上暴露之青筋	寒凝和血瘀

3. 舌形

舌色特征及意义

<table>
<tr><th>舌色</th><th>特征</th><th>意义</th></tr>
<tr><td>老舌</td><td>舌体坚敛苍老，纹理粗糙，舌色较暗者</td><td>实证</td></tr>
<tr><td>嫩舌</td><td>舌体浮胖娇嫩，纹理细腻，舌色浅淡</td><td>虚证</td></tr>
<tr><td>胖大舌</td><td>舌体胖大，伸舌满口</td><td>水湿痰饮停滞</td></tr>
<tr><td>肿胀舌</td><td>舌体肿大，盈口满嘴，甚者不能闭口，不能缩回</td><td>心脾有热；邪热夹酒毒；中毒</td></tr>
<tr><td>瘦薄舌</td><td>舌体瘦小而薄</td><td>气血两虚或阴虚火旺</td></tr>
<tr><td>红点舌</td><td>鼓起于舌面的红色、白色或黑色星点</td><td rowspan="2">均主热盛</td></tr>
<tr><td>芒刺舌</td><td>舌乳头高起突出舌面，形成尖锋似的样子</td></tr>
<tr><td>裂纹舌</td><td>舌面上有各种形状的裂纹、裂沟</td><td>热盛伤阴；血虚不润；脾虚湿侵</td></tr>
</table>

4. 舌态

舌态特征及临床意义

舌态	特征	临床意义
强硬	舌体失其柔和，卷伸不利，或板硬强直，不能转动	热入心包；高热伤津；痰浊内阻；中风或中风先兆
痿软	舌体软弱无力，不能随意伸缩回旋	气血俱虚；热灼津伤；阴亏已极
颤动	舌体不自主地颤动，动摇不宁	气血亏虚，亡阳伤津
歪斜	伸舌时舌体偏向一侧	风邪中络或风痰阻络
吐舌	舌伸于口外，不即回缩者	心脾有热或疫毒攻心或心气已绝
弄舌	伸舌即回缩如蛇舐，或反复舐口唇四周	心脾有热，或动风先兆，或先天愚型患儿
短缩	舌体卷缩紧缩，严重者舌不抵齿	寒凝筋脉；气血虚衰；痰浊内阻；热盛伤津

5. 舌下络脉

舌下络脉特征及临床意义

舌下络脉特征	临床意义
舌下络脉细而短，色偏淡	气血不足
舌下络脉粗胀，或舌下络脉曲张如紫色珠子大小不等的瘀血结节等改变	血瘀

（二）望舌苔

歌诀 舌苔颜色见四种，黑白灰黄各不同。
白苔主表与虚寒，积粉温病为外感。
黄苔里证与热证，灰苔热证或寒湿。
苔黑极寒或极热，可据润燥来分别。
薄苔主表疾病轻，也可见于常人中。
燥苔津伤滑湿寒，厚苔食浊痰湿重。
剥苔亏损胃气弱，舌面光滑胃津脱。
腐苔堆起易脱落，内痈食积与痰浊。
腻苔细腻苔致密，顽痰湿热或食积。
望苔切记辨真假，真假区分观胃气。

1. 苔色

苔色特征及意义

苔色	特征	意义
白苔	薄白苔	表证舌淡
	苔白而湿润	寒证
	积粉苔	外感温热病，秽浊湿邪与热毒相结而成
黄苔	有淡黄、深黄、焦黄之分	主热证、里证。苔色越黄，热邪越盛。淡黄苔为热轻，深黄苔为热重，焦黄苔为热极
灰黑苔	灰黑而燥或燥裂，甚则生芒刺	热证
	灰苔而润滑	寒湿

2. 苔质

(1) 厚薄

①薄苔：透过舌苔能隐隐见到舌体之苔，见于健康人，或表证，或里证轻浅者。

②厚苔：不能透过舌苔见到舌体之苔。

主食浊、痰湿，主里证，病情较重。

（2）润燥：苔之润燥，是指舌苔湿润或干燥，舌苔湿润或干燥可以了解津液盈亏变化。

①润苔：舌苔干湿适中，不滑不燥，津液未伤。

②燥苔：舌苔干燥，扪之无津，甚则干裂，津液损伤。

③滑苔：舌面水分过多，伸舌欲滴，扪之湿而滑，主寒证、湿证。

（3）腐腻

①腐苔：苔质疏松而厚，颗粒粗大，形如豆腐渣堆在舌面上极易脱落。是因阳热有余，胃阳蒸发食积痰浊所致，也可见于内痈。

②腻苔：苔质致密，颗粒细腻，其苔紧盖在舌面上，擦之不去，刮之不脱。多因湿浊内蕴，阳气被遏所致，主湿浊、痰饮、食积、湿热、顽痰等证。

（4）剥落：舌本有苔，忽然全部或部

分剥落无苔。又称剥苔。根据剥落的部位不同而名称各异。剥落苔总由于胃气阴两虚。镜面舌多见于重病阶段，为胃气阴大伤。

①前剥苔——舌苔前部剥落。

②中剥苔——舌苔中部剥落。

③根剥苔——舌苔根部剥落。

④花剥苔——舌苔大片剥落，边缘突起，界限清楚，剥落部位时时转移。

⑤地图舌——花剥苔似地图状。

⑥类剥苔——舌面剥苔处并不光滑，仍有新生苔质颗粒可见。

⑦镜面舌——舌苔剥落殆尽，舌面光滑如镜，是剥苔最严重的一种。

（5）真假

①真苔：即有根苔，舌苔坚敛着实紧贴于舌面，有胃气。

②假苔：即无根苔，舌苔不着实，似浮涂于舌面之上，胃气已衰。

五、舌质和舌苔的综合诊察

（一）舌象分析要点

歌诀 舌质舌苔综合析，质苔一致病单纯，
不一致时详分析，病因病机仔细辨。

1. 舌苔或舌质单方面异常：一般无论病之久暂，意味着病情尚属单纯。

2. 舌质和舌苔均出现异常

（1）舌苔和舌体变化一致：提示病机相同，主病为两者意义的综合。

（2）舌苔和舌体变化不一致：多提示病因病机复杂，应对二者的病因病机以及相互关系进行综合分析。

（二）临床常见舌象及其主病

舌象的表现复杂时，一定要掌握要领，灵活运用。在作诊断时，尤须遵守“四诊合参”之原则。

1. 淡白舌类

（1）淡白舌干白苔：内伤脾肺气虚证，或燥邪伤肺证。

（2）淡白舌白滑腻苔：脾阳不振，水湿潴留。

（3）淡白舌黄滑苔：阳虚之人感受湿热。

（4）淡白舌黄燥苔：气血两虚，阳明热盛。

2. 红舌类

（1）红刺舌黄干苔：邪热入里，热炽伤津。

（2）红嫩无津舌：胃肾阴亏。见内伤杂病和温病后期。

（3）红舌黄滑腻苔：胃肠湿热。

3. 绛舌类

（1）绛舌白粉苔：温疫邪陷营分。

（2）绛舌焦黄苔：实热壅盛，胃肠热结。

（3）绛紫无苔舌：火盛津伤，气阴两亏。

4. 青紫舌类

（1）紫舌薄白苔：酒客外感风寒。多

见于有饮酒嗜好外感初期患者。

(2) 紫绛舌黄燥苔：血热深重，并胃肠热结。

(3) 青紫舌黄滑苔：寒凝血脉，痰食浊邪内伏。

(三) 危重舌象

歌诀 危重舌象精津竭，肝胃脾肾将要绝。
胃绝猪腰肾赭黑，津枯砂皮热干荔，
气血败坏见火柿，囊缩卷舌肝气绝，
脾阳耗竭见雪花，危重舌象不常见。

危重舌象诊法

危重舌象	意义
猪腰舌	胃气将绝，阴液耗竭
砂皮舌	津液枯竭
干荔舌	热极津枯
火柿舌	气血败坏
赭黑舌	肾阴将绝
囊缩卷舌	肝气将绝
雪花舌	脾阳将绝

第二章　闻　诊

歌诀　闻而知之谓之圣，需知气味与音声。
四诊合参须知甚，辨证治疗方无虞。
闻诊言语先查清，区分实热虚寒病。
言语错误癫狂痫，痰火上炎扰神明。
呼吸困难有喘哮，还有气短要明了。
五脏六腑皆令咳，气机上逆冲上焦。
呕吐皆因胃不降，呃逆嗳气胃也伤。
叹息喷嚏鸣在肠，听闻声音病机详。
气味病体与病室，味道轻甚分虚实。
酸腐馊臭停宿食，病室有气病危示。

闻诊包括听声音和嗅气味。

第一节　听声音

听声音是指听辨患者语声、语言、气息等的高低、强弱、清浊、缓急等变化，以及脏腑功能失调所发出的如咳嗽、呕吐等异常声响，来判断疾病病机的诊察方法。

一、正常声音

正常声音，是指人在正常生理状态时发出的声音，亦称为“正声”、“常声”。

（一）共同特点

歌诀 正常声音自然发，音调柔和圆润哈，
应答自如语流畅，言与意符清楚棒。

1. 发声自然。
2. 音调和畅。
3. 言语清楚。
4. 言与意符。

（二）个体差异

歌诀 正常声音也有异，性别年龄情志异，
男低女高儿童尖，老人浑厚情绪偏。

由于人的个体脏腑、形质、禀赋、性别有所不同，故正常声音也有大小、高低、清浊的差别。

（1）性别：男性多声低而浊，女性多

声高而清。

（2）年龄：儿童则声尖清脆，老人则声浑厚低沉。

（3）情志：喜时发声欢悦而和畅，怒时发声忿厉而急疾，悲哀则发声悲惨而断续，敬则发声正直而严肃，爱则发声温柔而和悦。这些因一时情感触动而发的声音，也属正常范围。

二、病变声音

病变声音是疾病反映于语声、语言及其他人体声响的变化。

（一）发声

歌诀 外感风寒声音重，音哑失音病机同。
鼾声昏迷脏中风，小儿惊呼病惊风。

1. 发声重浊：外感风寒或湿浊阻滞。

2. 音哑、失音：音哑指声音嘶哑。失音指发不出声。

（1）金实不鸣：新病多实。外邪乘肺或痰浊阻肺，肺气失宣。

（2）金破不鸣：久病多虚。精气内伤，肺肾阴虚，津枯肺损。

（3）暴怒呼喊或持续喧讲所致：气阴耗伤。

（4）子喑：妊娠后期出现音哑或失音者，属生理现象。多为胞胎阻碍经脉，肾精不能上荣所致，一般分娩后即愈。

3. 鼾声：指熟睡或昏迷时喉鼻发出的鼻息声。

（1）熟睡时鼾声：多因慢性鼻病或睡姿不当所致，但体胖、年老之人也较常见。

（2）昏迷时鼾声：中风入脏，为危重。

4. 惊呼：小儿阵发惊呼声尖为惊风病。

一般而言，声音高亢洪亮主实证、热证、外感病证。声音低微无力主虚证、寒证、内伤病证。

（二）语言

歌诀 痰火扰心出言狂，喃喃自语神失养。
谵语可见热扰神，郑声则为气大伤。
言语错乱后自知，心神失养气不足。

语言謇涩风痰扰，夺气主病气大虚。

听语言

	表现	意义
狂言	语言粗鲁、呼号叫骂、登高而歌	狂病，为痰火扰心
独语	自言自语、喃喃不休、见人便止、首尾不续	癫病，心气虚，神失养
谵语	神识昏糊，胡言乱语、声高有力	热扰心神
郑声	神志不清、语言重复、声音低弱、时断时续	心气大伤，精神散乱
错语	言语错乱，说后又自知讲错	心气不足，神失其养
夺气	言语轻迟低微，欲言不能复言	中气大虚
言謇	语言謇涩，语言不利	风痰蒙蔽清窍，或风痰阻滞舌脉

（三）呼吸

歌诀 哮喘均见呼吸难，哮鸣有声喉中痰。
肺肾气虚形成喘，元气大虚呼吸短。

注意喘、哮、短气、少气的区别。

1. 喘：呼吸困难、甚至张口抬肩、鼻

翼扇动、不能平卧。

(1) 实喘：喘声高气粗，以呼出为快，为肺有实热，或痰饮内停。

(2) 虚喘：喘声低气怯，以吸入为快，为肺肾气虚。

2. 哮：呼吸急促似喘，发时喉中哮鸣有声，是一种发作性疾病，具有时发时止、缠绵难愈的特点。

3. 短气：呼吸较正常人急而短促，似喘而不抬肩，虽急并无痰声，有虚实之分。

(1) 实：多由痰饮、食积、瘀血等实邪内阻，影响气机升降所致。

(2) 虚：元气大虚，气不足以息。

4. 少气：呼吸微弱而声低，气少不足以息，言语无力，诸虚劳损，是身体虚弱的表现。

(四) 咳嗽

歌诀 咳嗽证为气上逆，重浊风寒外侵袭。
声音不扬黄痰热，清脆少痰燥热属。
百日咳声如鹭鸶，白喉咳声如犬吠。

咳嗽是肺失肃降，肺气上逆最常见的表现。咳嗽常伴咳痰，故闻诊除听辨咳声外，必须结合痰的量、色、质等异常变化，以辨别病证的寒热虚实。

咳嗽声

	表现	意义
寒咳	咳声重浊或紧闷	外感风寒或湿邪
热咳	咳声不扬伴痰稠色黄	热证
燥咳	咳声清脆伴少痰或无痰	外感燥邪
百日咳	咳声阵发，发则连声咳声不绝，终止时如鹭鸶鸟叫声	风邪与伏痰搏结
白喉	咳声如犬吠	感受疫毒

(五) 呕吐

歌诀 阴寒呕吐声微弱，吐势急迫见实热。
朝食暮吐名胃反，热扰神明见喷射。

呕吐是指胃内容物（包括饮食物、痰涎、水液等）上逆，经口而出的表现。前人将呕、吐、干呕三者加以区别，以有声有物为呕，有物无声为吐，有声无物为干呕，临床统称呕吐。三者皆为胃失和降，胃气上逆所致。

呕吐声

表现	意义
吐势徐缓，声音微弱	虚寒证
吐势较急，声音响亮	实热证
朝食暮吐或暮食朝吐	胃反。胃寒脾弱，不磨水谷
呕吐呈喷射状	热扰神明
口干欲饮，饮水则吐	水逆证。痰饮内停

（六）呃逆

歌诀 声音高亢证热实，虚证寒证声无力。
日常呃逆不为病，土败胃绝病危急。

呃逆，古称哕，俗称打嗝，表现为有气上逆于咽喉而出，发出一种不由自主地冲击声音，声短而频。

呃逆声

表现	意义
呃声高亢、声响有力	实证、热证
呃声低沉、气弱无力	虚证、寒证
在其他急、慢性病之严重阶段出现呃逆	病势转向危重的一种表现，谓之“土败胃绝”，预后欠佳

续表

表现	意义
日常的打呃，呃声不高不低，短暂且可自愈	咽食匆促，或食后偶感风寒，气逆所致，不属病态

（七）嗳气

歌诀 饱嗝学名称嗳气，酸腐气味为停食。
纳差食少胃气虚，肝气犯胃随情志。

嗳气，古称噫，俗称打饱嗝，是气从胃向上出于喉间而发出的声音，声长而缓。食后嗳气，并非病态。

嗳气声

表现	意义
嗳出酸腐气味	宿食内停
嗳气频作响亮，并随情志变化而增减	肝气犯胃
嗳气低沉断续，兼见纳差食少	胃虚气逆
嗳气频作连续，兼脘腹冷痛	寒邪客胃

（八）太息

歌诀 太息多见情志病，长吁短叹抑郁症，
胸胁胀闷气不畅，疏肝解郁总为良。

太息又称叹息，即长吁短叹，是指患者情绪抑郁时，因胸胁胀闷不畅，发出的长吁短叹声，为情志不遂、肝气郁结的表现。

（九）喷嚏

歌诀 外感风寒见喷嚏，兼见恶寒发热涕，
久病不愈突见嚏，阳气回复好转必。

喷嚏是肺气上冲于喉鼻而突然爆发的声响，外感风寒多见此症。常人偶发喷嚏，不属病态。

喷嚏声

表现	意义
喷嚏频作，兼表证	外感风寒
久病忽发喷嚏	阳气回复，好转佳兆

（十）肠鸣

歌诀 胃肠运动产肠鸣，脘部声响胃水饮，
寒饥加重肠胃虚，肠鸣如雷风寒湿。

肠鸣又称腹鸣，是指胃肠运动产生的声响。正常情况下，肠鸣音低弱而缓和，一般难以直接闻及，当腹中气机不和时，

胃肠中水气相激而漉漉声响，通过腹壁传出体表，可以直接闻及。临床可根据其发生的部位、声音辨病位与病性。

肠鸣音

表现	意义
声在脘部，如囊裹浆，振动有声	胃有水饮
声在脘腹，漉漉如饥肠，得温得食则减	肠胃虚寒
声在腹部，肠鸣如雷	风、寒、湿邪胜

第二节　嗅气味

嗅气味，是指嗅辨与疾病有关的病体之气与病室之气。病体之气包括口气、汗、痰、涕、呕吐物、二便、经、带、恶露等的异常气味。病室之气，是由患者病体本身或其排出物所发出，气味从病体散发以至充斥病室，足以说明病情的危重。

一般规律

微腥或无臭——虚、寒、寒湿。

浊腥、臭秽——实、热、湿热。

酸腐、馊臭——宿食停积。

一、病体之气

歌诀 病体气味循规律，气味不甚为寒虚，
腥浊臭秽见于热，宿食内停臭酸腐。

（一）口气

口气是指从口中散发出的异常气味。正常人呼吸或说话时无异常气味散出。

1. 口气臭秽：即口臭，多与口腔不洁、龋齿、消化不良或胃热有关。

2. 口气酸臭：胃肠积滞。

3. 口气腐臭：内有疮疡溃脓或牙疳病。

（二）汗气

汗气是指患者随汗所散发的气味。

1. 汗气腥膻：风湿热久蕴皮肤。

2. 汗气臭秽：温疫病热毒内盛。

3. 腋下汗气阵阵羶臊：为“狐臭”，多

因湿热郁蒸所致。

（三）痰涕之气

1. 咳痰黄稠气腥：肺热壅盛。

2. 咳吐脓血腥臭痰：肺痈，痰热壅肺，血腐化脓所致。

3. 咳痰清稀量多无异味：寒饮停肺。

4. 鼻流清涕无异常气味：外感风寒表证。

5. 久流浊涕腥秽如鱼脑：鼻渊。

（四）呕吐物之气

（1）清稀无气味：胃寒。

（2）酸臭秽浊：胃热。

（3）酸腐：食滞胃脘。

（4）呕吐脓血而腥臭：内有溃疡。

（五）二便之气

1. 大便酸臭难闻：肠有郁热。

2. 大便溏泄而腥：脾胃虚寒。

3. 大便臭如败卵，矢气酸臭：宿食停滞。

4. 小便臊臭，黄赤混浊：下焦湿热。

（六）经带之气

1. 经血臭秽：热证。

2. 经血气腥：寒证。

3. 带下臭秽黄稠：湿热。

4. 带下腥臭清稀：寒湿。

5. 带下奇臭而杂见异常颜色：多为癌病。

二、病室之气

歌诀 水肿晚期尿臊气，血腥气味得失血。
脏腑衰败有尸臭，消渴病重烂苹果。

多由病体或其排出物散发于室内所形成。

病室之气

表现	意义
烂苹果味	消渴病，属危重
尿臊味	水肿病晚期
血腥味	失血证
尸臭味	脏腑衰败，病情重笃

第三章　问　诊

歌诀　了解病情须问诊，充分收集多须问。
一般直接问病人，特殊情况询陪诊。
问诊主诉最重要，主症兼症心明了。
询问患者应直接，通俗易懂效果好。
主观片面不可为，暗示套问症不真。
危重病人细心问，快速果断完成诊。
问诊内容很重要，患者情况心明了。
性别职业籍贯异，不同方法来治疗。
主诉问出痛苦情，言简意赅内心明。
主诉之后现病史，发生发展现在症。
既往史问过去疾，再问个人生活史。
饮食起居婚姻史，个人经历并情志。
家族病史问直系，传染遗传自知细。
现在症状最重要，景岳十问歌诀习。
一问寒热二问汗，三问头身四问便，
五问饮食六胸腹，七聋八渴俱当辨。

九问旧病十问因，再兼服药参机变，
妇女尤必问经期，迟速闭崩皆可见。
再添片语告儿科，天花麻疹全占验。

第一节　问诊的意义及方法

一、问诊的意义

问诊是医生了解病情，诊察疾病的重要方法。

1. 充分收集其他三诊无法获取的病情资料，因而在四诊中占有重要位置。

2. 在某些疾病的早期，患者仅有自觉症状而尚未呈现客观体征时，只有通过问诊，才能使医生抓住诊断的重要线索。

3. 通过问诊还可以了解患者的思想动态及其他与疾病有关的情况，有助于疾病的诊断和治疗。

二、问诊的方法

1. 抓住主诉，了解一般。既要重视主症（疾病的主要症状或体征），还要了解一般兼症，广泛收集有关辨证资料，以避免遗漏病情，影响诊断。

2. 直接问患者，因患者对自己的情况最清楚，体会也最深刻，但患者昏迷或不能诉说，则应向陪诊者了解病情，等患者好转之后，还应向患者核实以前所记病史是否真实准确。

3. 语言应通俗易懂，切忌使用患者听不懂的医学术语。

4. 避免主观片面，防止暗示性的套问。以避免所获病情资料片面或失真。

5. 对叙述不清或弄虚作假者，应去伪存真。

6. 对危重患者，要细心、果断、迅速。力求很快明确诊断，给予治疗。

7. 语言要有条理。

8. 语言有时还要形象生动。

第二节　问诊的内容

一、一般情况

(一) 内容

一般情况包括患者姓名、性别、年龄、婚否、民族、职业、籍贯、工作单位、现住址等。

(二) 意义

1. 便于与患者或家属进行联系和随访，对患者的诊断和治疗负责。

2. 可使医生获得与疾病有关的资料，为诊断治疗提供一定依据。

二、主诉

(一) 含义

是指患者就诊时最感痛苦的症状或体征的部位、性质及持续时间。

（二）形式

简要提纲式记录患者最感痛苦的症状或体征的部位、性质及持续时间。

主诉一般只有一两个症，即病、证的主症。

如“四肢关节游走性疼痛一个月”，“咳喘反复发作二十年，加重伴心悸一周”等。

（三）意义

主诉通常是患者就诊的主要原因，也是疾病的主要矛盾所在，是调查、认识、分析、处理疾病的重要线索。通过主诉常可初步估计疾病的范畴和类别、病势的轻重缓急。

三、现病史

现病史是指围绕主诉从起病到此次就诊时，疾病的发生、发展、变化以及诊治的经过。其内容包括发病情况、病变过程、诊治经过、现在症状四部分。

（一）发病情况

1. 内容

（1）发病时间的新久。

（2）发病原因或诱因。

（3）最初的症状及其性质、部位。

（4）当时曾做过何处理等。

2. 意义：对辨别疾病的病因、病位、病性有重要作用。

（二）病变过程

1. 方法：一般可按发病时间的先后顺序询问出现的症状、性质、程度、变化情况、有否规律等。

2. 意义：可以了解疾病邪正斗争情况，及病情发展趋势等。

（三）诊治经过

1. 内容

（1）做过哪些检查和检查结果。

（2）做过何种诊断和有关诊断依据。

（3）经过哪些治疗，治疗的效果及反应如何等。

2. 意义：作为当前诊断与治疗的参考。

(四) 现在症状

1. 方法：现在症状是问诊的主要内容。内容较多，故将另列一节专门讨论。

(1) 首先问主症特征。

(2) 其次问兼症。

(3) 再次问全身其他情况。

2. 意义：是辨证与辨病的重要依据。

四、既往史

既往史又称过去病史，主要包括患者平素身体健康状况，以及过去曾患疾病情况。

(一) 既往健康状况

1. 意义：患者平素的健康状况，可能与其现患疾病有一定关系，故可作为分析判断病情的依据。

2. 举例

(1) 素体健壮，现患疾病多为实证。

(2) 素体衰弱，现患疾病多为虚证。

(3) 素体阴虚，现患疾病多为热证。

(4) 素体阳虚，现患疾病多为寒证。

(二) 既往患病情况

1. 内容

(1) 患者过去曾患过何种其他疾病，尤其是传染病。

(2) 是否接受过预防接种。

(3) 有无药物或其他物品的过敏史。

(4) 做过何种手术治疗等。

2. 意义：询问既往病史，对诊断现患疾病有一定作用。

五、个人生活史

主要包括：生活经历、精神情志、生活起居、婚姻生育等。

(一) 生活经历

1. 内容：询问患者的出生地、居住地及经历地。

2. 意义：有助于排除某些地方病或传染病。

（二）精神情志

1. 内容：了解患者的性格特征、当前精神情志状况。

2. 意义：了解精神情志变化对患病的影响，对受情志影响的疾病辅以思想上的开导。

（三）饮食起居

1. 意义：对判断病性有一定参考价值。

2. 举例

（1）素嗜肥甘者，多病痰湿。

（2）偏食辛辣者，易患热证。

（3）劳倦过度，耗伤精气，易患诸虚劳损。

（4）嗜酒过度者，易患胃病、肝病。

（四）婚姻生育

1. 内容

（1）对成年患者应询问：是否结婚，结婚年龄，爱人的健康状况，以及有无传染病或遗传病。

（2）女性应询问：月经初潮年龄或绝经年龄、月经周期、行经天数和带下的量、色、质等变化。

(3) 已婚女性还应询问：妊娠次数、生产胎数及有无流产、早产、难产等。

2. 意义：对诊断男性疾病和妇科病证有重要意义。

六、家族史

(一) 内容

1. 主要询问患者的父母、兄弟姐妹、爱人、子女等以及与患者接触密切的其他人的健康和患病情况。

2. 必要时应询问直系亲属的死亡原因。

(二) 意义

对诊断某些遗传病及传染病有重要意义。

第三节 问现在症

问现在症是指对患者就诊时所感到的痛苦和不适，以及与其病情相关的全身情况进行详细询问。

问现在症的范围广泛，内容较多。初

学者可参考《十问歌》。

《十问歌》：一问寒热二问汗，三问头身四问便，
五问饮食六胸腹，七聋八渴俱当辨，
九问旧病十问因，再兼服药参机变，
妇女尤必问经期，迟速闭崩皆可见，
再添片语告儿科，天花麻疹全占验。

但在实际运用中，宜根据患者的不同情况，灵活而有主次地进行询问，不能千篇一律地机械套问。

一、问寒热

寒热的概念

名称		表现
寒（怕冷）	恶风	遇风觉冷，避之可缓，较恶寒轻
	恶寒	怕冷，加衣被，近火取暖仍觉寒冷
	畏寒	怕冷，加衣被，近火取暖能够缓解
	寒战	恶寒严重，甚全身发抖，较恶寒甚
热（发热）		体温高于正常
		体温正常，但自觉全身或局部有发热的感觉，如五心烦热、骨蒸痨热

了解寒热情况，首先应询问患者有无

怕冷或发热的症状，还要询问寒热出现的时间，寒热的轻重，持续的长短及其兼症等。

临床常见的寒热症状有恶寒发热、但寒不热、但热不寒、寒热往来四种类型。

（一）恶寒发热

歌诀 恶寒发热表证多，寒热轻重性不同，
寒重热轻表寒风，风热表证发热重。

1. 含义：恶寒与发热同时并见。

2. 意义：多属外感表证。

3. 类型：由于感受外邪的性质不同，可分为三种类型。

恶寒发热

表现	意义
恶寒重发热轻	风寒表证
发热重恶寒轻	风热表证
发热轻而恶风	伤风表证

（二）但寒不热

歌诀 但寒不热只怕寒，新病久病不相联，
新病恶寒是表证，久病畏寒阳不全。

1. 含义：患者只感怕冷而不觉发热的症状。

2. 类型与意义：根据发病急缓，病程长短，可分两种类型。

但寒不热

表现	意义
新病恶寒	表证初期
久病畏寒	阳气不足

（三）但热不寒

歌诀 但热不寒热不同，里热极期壮热盛，
发热定时名潮热，阳明腑实日晡热，
湿温潮热热不扬，阴虚潮热午后现，
五心烦热骨蒸痨，热势时间辨证详。

1. 含义：患者只发热不觉寒冷，或反恶热者。

2. 类型及意义：根据发热的轻重、时间、特点等不同，主要有壮热、潮热两种类型。

但热不寒

		表现	意义
壮热		高热不退，但恶热不恶寒	里热极期
潮热	日晡潮热	日晡（即申时，下午3~5时）热甚	阳明腑实证
	湿温潮热	午后热甚，身热不扬	湿热内盛
	阴虚潮热	午后或入夜低热，常为骨蒸痨热，五心烦热	阴虚证

（四）寒热往来

歌诀 往来寒热无定时，半表半里病少阳，
寒战高热交替作，定时而发疟疾狂。

1. 含义：恶寒与发热交替出现。
2. 类型与意义：有两种类型。

寒热往来

表现		意义
寒热往来无定时	时冷时热，无时间规律	少阳病
寒热往来有定时	寒战与高热交替发作，发有定时，每日一发，或二三日一发	疟疾

二、问汗

正常人在体力活动、进食辛辣、气候炎热、衣被过厚、情绪激动等情况下汗出，属生理现象。

若当汗出而无汗，不当汗出而汗多，或仅见身体的某一局部汗出，均属病理现象。

询问时，应注意了解患者有汗无汗，出汗的时间、多少、部位及其主要兼症等。

（一）有汗无汗

歌诀 风寒表证不出汗，表热表虚却有汗，
阳津亏虚汗不出，里热阴虚阳虚汗。

有汗无汗可判断病邪的性质和虚实。

有汗无汗

种类	临床意义
表证无汗	风寒表证
表证有汗	中风表虚证，或风热表证
里证无汗	久病阳虚，或津血亏耗
里证汗出	里热证；阳虚卫表不固；阴虚内热

（二）特殊汗出

歌诀 自汗气虚盗阴虚，大汗实热亡阳阴，
冷汗亡阳热亡阴，战汗出见病转拼。

特殊汗出是指在汗出时间和状况等有特殊表现的病理性汗出。

特殊汗出

种类	表现	临床意义
自汗	日间汗出过多，活动后尤甚	气虚证；阳虚证
盗汗	入睡后汗出，醒后则汗止	阴虚；气阴两虚
大汗	汗出量多，兼见热证	实热证
	大汗淋漓，汗稀而冷	亡阳证
	汗出如油，热而黏手	亡阴证
战汗	先全身恶寒战栗，而后大汗出	邪正相争，病变发展的转折点

（三）局部汗出

歌诀 头汗上焦中焦热，手足汗出阴郁热，
营卫不周汗半身，阴汗下焦湿热疴。

汗出仅见于某些局部。

局部汗出

种类	表现	临床意义
头汗	仅在头部或头项部汗出较多	上焦热盛；中焦湿热；虚阳上越
半身汗	身体的一半出汗，另一半无汗	风痰或瘀痰、风湿之邪阻滞经络，营卫不得周流
手足心汗	手足心汗出较多	阴经郁热，或中焦湿热
阴汗	男女外阴部及其周围汗出过多	下焦湿热

三、问疼痛

疼痛是临床上最常见的一种自觉症状。患病机体各个部位均可发生疼痛。问疼痛，应注意询问疼痛的原因、部位、性质及相关的兼症等。

（一）疼痛的原因

歌诀 疼痛原因虚实鉴，气血阴精虚痛现，
外滞瘀痰食虫实，不荣为虚不通实。

导致疼痛的原因很多，可概括为虚实两类。

问疼痛原因

类型	常见原因	机制	疼痛特点
因实致痛	外邪，气滞，血瘀，痰浊，食滞，虫积	不通则痛	新痛，痛剧，拒按
因虚致痛	气血不足，阴精亏损	不荣则痛	久痛，痛缓，喜按

疼痛的一般规律

虚证：久病疼痛；痛势较轻，时有缓解，痛而喜按。

实证：新病疼痛，痛势较剧，持续不解，痛而拒按。

寒证：疼痛喜温，得温痛减，遇风寒加重。

热证：灼热疼痛，喜凉恶热。

（二）疼痛的性质

歌诀 胀痛气滞刺痛瘀，湿邪重痛隐痛虚。
冷痛为寒灼痛热，绞痛寒与有形邪。
疼痛酸软见湿证，彻痛肝病窜痛风。
精髓亏虚成空痛，疼痛性质病性定。
虚证痛久痛势轻，疼痛喜按时放松。
实证疼痛短且剧，痛而拒按且持续。

问疼痛性质

性质	表现	意义
胀痛	痛而且胀	气滞。但头目胀痛，为肝阳上亢或肝火上炎
刺痛	疼痛如针刺之状	瘀血
窜痛	痛处游走不定，或走窜攻痛	风证、气滞
冷痛	痛有冷感而喜暖	寒邪阻络、或阳气不足
灼痛	痛有灼热感而喜凉	火邪窜络，或阴虚火旺
绞痛	疼痛剧烈如刀绞	有形实邪阻闭气机，或寒邪凝滞气机
隐痛	疼痛并不剧烈，可以忍耐，却绵绵不休	虚证
重痛	疼痛并有沉重的感觉	湿证。但头部重痛为肝阳上亢
酸痛	疼痛而有酸软的感觉	湿证。唯腰膝酸痛属肾虚

续表

性质	表现	意义
掣痛（引痛、彻痛）	抽掣牵扯而痛，由一处而连及他处	经脉失养或阻滞不通
空痛	痛而有空虚感觉	精髓亏虚

（三）疼痛的部位

歌诀 头痛部位各不同，前额连眉痛阳明，
少阳头痛侧头部，后头太阳顶厥阴。
胸痛了解心肺病，心脉闭阻见胸痹，
严重闭阻真心痛，咳吐脓血肺成痈。
胁测肝胆脘查胃，腰肾四肢痹证多，
脐腹小肠大腹脾，小腹肾胱胞宫肠，
两侧少腹肝经过，周身疼痛虚实落。

1. 头痛

（1）头痛的经络定位

头痛定位

名称	经络部位
阳明经头痛	前额连眉棱骨痛
少阳经头痛	侧头部，痛在两侧太阳穴附近为甚
太阳经头痛	后头部连项痛
厥阴经头痛	颠顶痛

（2）头痛的原因分类

引起头痛的原因很多，无论外感、内伤，虚实诸证，均可导致头痛，通过询问头痛的性质及症，可了解导致头痛的原因，作为辨证的依据。

①实证头痛：外感六淫以及痰浊、瘀血等所致。

②虚证头痛：气血精髓亏少，不能上荣于头所致。

2. 胸痛：主要了解心肺病变。

（1）胸痹：胸痛憋闷、痛引肩臂，心脉痹阻。

（2）真心痛：胸背彻痛剧烈，面色青灰，手足青至节，心脉严重痹阻。

（3）肺痈：胸痛身热，咳吐脓血腥臭痰，邪热壅肺，肺络损伤，血败肉腐成脓。

3. 胁痛：主要与肝胆病变有关。

（1）胁肋胀痛，叹息易怒：肝郁气滞证。

(2) 胁肋胀痛，身目发黄：黄疸病之肝胆湿热证。

(3) 胁肋灼痛，面红目赤：肝胆火旺证。

(4) 胸胁咳唾引痛、肋间饱满：饮停胸胁之悬饮病。

4. 脘痛：多为胃的病变。通过询问脘痛的性质和兼症，可了解导致脘痛的原因，作为辨证的依据。

(1) 脘腹灼痛，口臭便秘：胃火炽盛。

(2) 脘腹胀痛，嗳腐吞酸：食积胃脘。

(3) 脘腹胀痛，郁怒痛甚：肝气犯胃。

(4) 脘腹隐痛，喜温喜按：胃阳亏虚。

(5) 脘腹灼痛，饥不欲食：胃阴不足。

5. 腹痛

(1) 腹部部位划分：腹部的范围很广，可分为脐腹、大腹、小腹、少腹等部位。

腹部部位划分

名称	部位	所属脏腑
脐腹	脐之周围	小肠
大腹	脐腹以上	脾胃
小腹	脐腹以下至耻骨联合	肾、膀胱、大小肠、胞宫
少腹	小腹两侧	足厥阴肝经所过之处

（2）首先查明疼痛的确切部位，判断病变所在脏腑。然后结合疼痛的性质及兼症，来了解引起疼痛的原因，以辨病证的虚实。

①小腹胀痛，小便不利：膀胱气滞。

②少腹冷痛，牵引外阴：寒滞肝脉。

③大腹隐痛，喜温喜按：脾胃虚寒。

④脐腹窜痛，扪及条索包块：虫积肠道。

6. 腰痛：多为肾的病变。腰痛应区分寒湿、湿热、肾虚、瘀血之别，应结合疼痛的性质来确定。

7. 四肢痛：多见于痹证。四肢关节游

走性疼痛为风寒湿痹。

8. 周身痛：指周身肌肤（不包括内脏）疼痛。

（1）新病周身痛：实证，如外感风寒。

（2）久病周身痛：虚证，如气血亏虚。

四、问头身胸腹不适

歌诀 头晕摇眩多为风，气机不畅闷在胸。

心慌不安为心悸，惊悸怔忡两不同。

胁胀多为肝胆变，腹胀气滞湿身重。

麻木或虚或肝风，脾虚脾湿乏力逢。

（一）头晕

1. 表现：自觉头脑有晕眩之感，重者感觉自身或景物旋转，站立不稳。

2. 意义：肝火上炎或肝阳上亢；或气血亏虚，或痰湿内阻，或瘀血。

（二）胸闷（胸痞）

1. 表现：患者自觉胸部有痞塞满闷之感。

2. 意义：心、肺、肝等脏气机不畅。

（三）心悸

患者经常自觉心跳、心慌、悸动不安，甚至不能自主。

1. 惊悸：因惊恐而心悸，多因惊扰心神所致。

2. 怔忡：心跳剧烈，上至心胸，下至脐腹，是惊悸的进一步发展，多由内因引起，劳累即发。

（四）胁胀

1. 表现：胁的一侧或两侧有胀满不舒感。

2. 意义：多见于肝胆病变。

（五）脘痞

1. 表现：自觉胃脘部胀闷不舒。

2. 意义：多因中焦气机不利而致。

（六）腹胀

1. 表现：自觉腹部胀满痞塞不舒，如物支撑，或伴腹部增大。

2. 意义：主要因脾胃肠肝等病变而致。

（七）身重

1. 表现：自觉身体有沉重酸困的感觉。

2. 意义：多与肺、脾二脏病变有关，水湿内停。

（八）麻木

1. 表现：患者肌肤感觉减退，甚至消失的症状，多见于头面、四肢部位。

2. 意义：多由气血亏虚，或肝风内动，或湿痰、瘀血阻闭经络所致。

（九）乏力

1. 表现：患者自觉肢体倦怠无力。

2. 意义：气血亏虚或脾虚湿困等导致，与肝脾两脏关系最为密切。

五、问耳目

（一）问耳

歌诀 耳鸣实证肝胆火，虚证声小脾肾弱。
新病暴聋肝火逆，重听实证因痰浊。

1. 耳鸣：自觉耳内鸣响，如闻蝉鸣，或如潮声，妨碍听觉。

(1) 实证：突发耳鸣，或声大，按之鸣声不减，肝胆火盛。

(2) 虚证：渐觉耳鸣，或声小，按之鸣声减轻或暂止，肝肾阴虚或肾虚精亏。

2. 耳聋：不同程度的听力减退，甚至听觉丧失。

(1) 实证：新病暴聋，肝胆火逆，或邪壅上焦。

(2) 虚证：久病渐聋，肾精虚衰。

3. 重听：自觉听力减退，听音不清，声音重复。

(1) 实证：骤发重听，痰浊上蒙，或风邪上袭耳窍。

(2) 虚证：渐致重听。肾精虚衰。

(二) 问目

歌诀 肝火上炎目赤痛，视物不清目失养。
崔盲歧视皆为病，肝肾亏虚精血伤。

1. 目痛：单目或双目疼痛。

(1) 实证：痛剧，肝火上炎，或风热之邪上扰。

（2）虚证：痛微，阴虚火旺。

2. 目眩：视物旋转动荡，如在舟车之上，或眼前如有蚊蝇飞动之感。

（1）实证：兼头痛、头胀、头重。风火上扰清窍，或痰湿上蒙清窍。

（2）虚证：兼身疲、头晕、耳鸣。中气下陷或肝肾不足。

3. 目昏：视物昏暗不明，模糊不清。肝肾亏虚，精血不足。

4. 雀盲：白昼视力正常，每至黄昏视物不清。肝肾亏虚，精血不足。

5. 歧视：视一物成二物而不清。肝肾亏虚，精血不足。

六、问睡眠

问睡眠主要询问睡眠时间的长短、入睡的难易、有无多梦等情况，并结合其他兼症，以了解机体阴阳气血的盛衰、心脾肝肾等脏腑功能的强弱。睡眠失常主要有失眠、嗜睡两种。

（一）失眠

歌诀 失眠要分虚与实，实证肝火痰与食，
虚证心脾心胆虚，心肾不交睡不易。

经常不易入睡，或睡而易醒不能再睡，或睡而不酣时易惊醒，甚至彻夜不眠者，称为失眠。又称不寐或不得眠。

问失眠

证型	失眠特征
心肾不交	不易入睡
心脾两虚	睡后易醒
胆郁痰扰	失眠而时时惊醒
食滞胃脘	失眠而夜卧不安

（二）嗜睡

歌诀 嗜睡困倦责痰湿，饭后虚在胃与脾。
极度困倦但欲寐，心肾阳衰似可知。

患者神疲困倦，睡意很浓，经常不自主地入睡，称为嗜睡，也称多寐、多睡眠。

问嗜睡

证型	嗜睡特征
痰湿困脾	困倦嗜睡
脾气虚弱	饭后嗜睡
心肾阳衰	精神极度疲惫，欲睡而未睡，似睡而非睡

七、问饮食口味

问饮食口味是指对病理情况下的口渴、饮水、进食、口味等情况的询问。应注意了解有无口渴、饮水多少、喜冷喜热，有无食欲、食量多少、食物的喜恶，以及口中有无异常味觉、气味等。

（一）口渴与饮水

歌诀 喜喝冷饮里实热，三多一少见消渴。

渴不多饮阴不足，湿热痰饮与瘀血。

口渴是指口干而渴的感觉，饮水是指实际饮水的多少。口渴与饮水密切相关，口渴与否，是体内津液的盛衰和输布情况的反映。

1. 口不渴：口不渴不欲饮，津液未伤，寒证或无明显热证。

2. 口渴多饮

（1）大渴喜冷饮，兼壮热面赤，实热证。

（2）大渴多饮，伴尿多食多消瘦，消渴病。

（3）剧烈汗、吐、下后出现，津伤欲引水自救。

3. 渴不多饮

（1）渴不多饮，兼颧红盗汗，阴虚证。

（2）渴不多饮，兼身热不扬，湿热证。

（3）渴喜热饮，饮量不多，或水入即吐，痰饮内停。

（4）口干但欲漱水而不欲咽，兼舌紫暗或有瘀斑，瘀血内停。

（5）温病中后期见口渴饮水不多，温病营分证。

（二）食欲与食量

歌诀 食欲减退脾胃弱，厌食伤食或湿热。

饥不欲食胃阴虚，消谷善饥胃火郁。

偏嗜异物多虫积，突然暴食中气离。

食欲是指进食的要求和对进食的欣快感觉，食量是指实际的进食量。食欲和食量与脾胃功能直接相关。

1. 食欲减退：均与脾胃功能减退有关。

（1）不欲食：不想进食，或食之无味，食量减少，又称食欲缺乏。

（2）纳少：进食量减少，常由不欲食引起。

（3）纳呆：是指无饥饿和要求进食之感，可食可不食，甚则恶食。

2. 厌食

（1）厌恶食物，或恶闻食味：伤食。

（2）厌油腻厚味：肝胆脾胃湿热。

（3）孕妇厌食：冲脉之气上逆、胃失和降。

3. 饥不欲食：有饥饿感，但不欲食，胃阴不足。

4. 消谷善饥：食欲过于旺盛，食后不

久即感饥饿，胃火炽盛。

5. 偏嗜饮食

(1) 嗜食异物：虫积。

(2) 孕妇偏食酸辣等物：一般不属病态。

(3) 久病之人，本不能食，突然欲食，甚至暴食：为除中，脾胃之气将绝。

(三) 口味

歌诀 脾胃虚弱口味乏，脾胃湿热甜腻搭。
口中泛酸胃不和，口苦肝胆火上发。
伤津燥热口中涩，口咸关系肾脏挫。

口味，指口中有无异常的味觉或气味。口味异常，常是脾胃功能失常或其他脏腑病变的反映。

1. 口淡乏味：脾胃气虚。

2. 口甜或有黏腻感：脾胃湿热。

3. 口中泛酸：肝胃不和。

4. 口中酸馊：食积内停。

5. 口苦：肝胆火旺。

6. 口咸：肾病。

7. 口涩：燥热伤津。

八、问二便

问二便，是询问患者大小便的有关情况，如大小便的性状、颜色、气味、时间、便量多少、排便次数、排便感觉以及兼有症状等。

（一）问大便

歌诀 便秘冷热虚与气，泄泻虚寒湿热滞。
完谷不化脾肾虚，里急后重为痢疾。
排便不爽肠气滞，肛门下坠脾气陷。

1. 便次异常

（1）便秘：排便困难，排便间隔时间延长，甚至多日不便。

①热秘：便秘伴有热象，为热结胃肠，腑气不通。

②冷秘：便秘伴有寒象，为阳虚寒凝，肠道气机滞涩。

③虚秘：便秘伴乏力津伤证，为气阴两虚。

④气秘：便秘伴气滞证，为恼怒忧郁，气机郁结。

（2）泄泻：便次增多，便质稀薄，甚至泻出如水样。

①泻下黄糜，肛门灼热：湿热侵袭。

②泻下酸腐：食积内停。

③便质稀薄如鸭便：脾胃虚寒。

④五更泄：肾阳虚衰。

⑤泄泻与情志有关：肝气乘脾。

2. 便质异常

（1）完谷不化：大便中含有较多未消化的食物，脾胃虚寒或肾虚命门火衰。

（2）溏结不调

①大便时干时稀：肝郁脾虚。

②大便先干后稀：脾胃虚弱。

（3）便血

①便黑如柏油，或便血紫暗：远血。

②便血鲜红：近血。

③大便中夹有脓血黏液：痢疾，大肠湿热。

3. 排便感异常

①肛门灼热：排便时肛门有灼热感，大肠湿热，见于湿热泄泻或痢疾。

②里急后重：腹痛窘迫，时时欲便，肛门重坠，便出不爽，大肠湿热，见于痢疾。

③排便不爽：排便不通畅，有滞涩难尽之感，湿热或食滞，肠道气机不畅所致。

④滑泻失禁：大便不能控制，滑出不禁，甚则便出而不自知，脾肾虚衰。

⑤肛门气坠：肛门有下坠之感，甚则脱肛，脾虚下陷，见于久泻或久痢不愈。

（二）问小便

歌诀 消渴虚寒且尿多，少尿水肿与热病。
小便不畅为癃闭，肾虚结石或瘀血。
余沥不尽肾不固，小便失禁肾失约。

1. 尿量异常

尿量异常

病症	表现	临床意义
尿量增多	尿次尿量皆明显超过正常量次	虚寒证，或消渴病
尿量减少	尿次尿量皆明显少于正常量次	伤津，或水湿内停

2. 尿次异常

尿次异常

<table>
<tr><th colspan="2">表现</th><th>意义</th></tr>
<tr><td rowspan="2">小便频数</td><td>排尿次数增多，短赤而急迫</td><td>膀胱湿热</td></tr>
<tr><td>排尿次数增多，尿多色清，夜间尤甚</td><td>肾阳不足或肾气不固</td></tr>
<tr><td>癃闭</td><td>小便不畅，点滴而出为癃，小便不通，点滴不出为闭</td><td>肾阳不足，湿热下注，瘀血结石阻塞</td></tr>
</table>

3. 排尿感异常

排尿感异常

表现		临床意义
小便涩痛	小便排出不畅而痛，或伴急迫、灼热感觉	膀胱湿热。多见淋证
余沥不尽	小便后点滴不尽	肾气不固
小便失禁	小便不能随意控制而自遗	肾气不固，危重证候
遗尿	睡眠中不自主排尿	肾气不足，膀胱失约

九、问情绪

辨识以情绪异常为主要表现的疾病。了解以躯体不适为主要表现的患者是否伴随异常情绪表现，便于医生掌握后，及时进行心理疏导，有利于治疗和早日康复。

（一）抑郁

歌诀 情绪低落是抑郁，肝气郁结多致郁，
肝郁脾虚痰气郁，忧郁伤神心肾虚。

抑郁是指持续的情绪低落。很多证候

均可出现抑郁表现。

1. 肝气郁结：精神抑郁，情绪低落，胸胁胀痛。

2. 肝郁脾虚：精神抑郁，胸闷太息，急躁易怒，失眠便溏。

3. 痰气郁结：精神抑郁，呆滞寡言，表情淡漠，多疑善虑，或喃喃自语。

4. 忧郁伤神：精神恍惚，心神不宁，多疑易惊，悲忧懒动。

5. 心肾阳虚：精神委靡，情绪低沉，嗜卧少动，心烦惊恐失眠。

(二) 焦虑

歌诀 没有对象紧张惧，无缘无故是焦虑，
胆郁痰扰善太息，心肾不交心脾虚。

焦虑的特征是无缘无故的、没有明确对象和内容的焦急、紧张和恐惧。

1. 表现

(1) 患者自感觉某些威胁即将来临，但说不出究竟存在何种威胁或危险而焦虑。

(2) 常搓手顿足，坐卧不宁，唉声叹

气，惶惶不可终日。

(3) 焦虑持续时间很长，最后呈现持续性或发作性惊恐状态。

2. 常见证型

(1) 心肾不交：焦虑，惊悸不安，善恐易惊，心烦失眠，腰膝酸软。

(2) 肝郁气滞：焦虑，情绪不宁，善怒易哭，胸胁胀闷。

(3) 心脾两虚：焦虑，心悸易惊，善悲欲哭，神思恍惚，食少。

(4) 胆郁痰扰：焦虑，胆怯易惊，惊悸失眠，烦躁胁胀，太息。

(三) 恐惧

歌诀 多种证候见恐惧，紧张害怕受刺激，
肝胆气虚心两虚，胆郁痰扰善恐惊。

恐惧是患者对某种客观刺激产生的一种不合理的恐惧反应，表现为紧张、害怕等，可见于多种证候。

1. 肝胆气虚：胆怯寡断，性情忧郁，遇事善恐，伴胸胁空痛不适等症。

2. 心气血两虚：善思多虑，触事易恐，伴有心悸健忘等症。

3. 胆郁痰扰：性情易怒，善惊易恐，眩晕耳鸣，伴胁胀口苦等症。

(四) 烦躁

歌诀 烦即心烦躁即动，虚实皆可见此症，
心经火热扰神明，神不安息燥热生。

1. 含义：烦即心烦，躁即躁动。烦躁指心中烦热不安，手足躁扰不宁。

2. 病位：心。

3. 病机：多与心火相关，神明被扰。

4. 证型

(1) 痰火扰神：烦躁不宁，伴有发热面赤，痰黄黏稠等症。

(2) 瘀血扰神：烦躁不宁，兼有瘀血征象。

(3) 心火亢盛：烦躁失眠，谵语，伴口舌生疮等症。

(4) 心阴亏虚：虚烦不寐，躁扰不宁，伴有心悸，手足心热等症。

十、问经带

（一）问月经

歌诀 血热气虚经来前，血虚寒凝期后延。
前后不定主气滞，血热气虚量多见。
量少寒凝瘀血虚，色淡为虚紫暗瘀。
痛经区分前与后，经前实多经后虚。

1. 经期异常

（1）月经先期

①表现：月经周期提前7天以上，并连续两个月经周期以上。

②意义：血热，或气虚。

（2）月经后期

①表现：月经周期延后7天以上，并连续两个月经周期以上。

②意义：寒凝，或血虚。

（3）经期错乱

①表现：经期不定，月经或提前或延后7天以上，并连续两个月经周期以上。

②意义：气滞，或脾肾虚损。

2. 经量异常

（1）月经量多

①表现：经量较常量明显增多。

②意义：血热，或气虚。

（2）月经量少

①表现：经量较常量明显减少。

②意义：血虚，或寒凝血瘀，或痰湿。

（3）崩漏

①表现：指不在行经期间，忽然阴道大量出血或持续出血，淋漓不断。

②意义：血热，或气虚，或瘀血阻滞胞宫。

（4）闭经

①表现：女性年满 18 岁，月经尚未来潮，或月经周期建立后又闭止三个月以上。

②意义：脾虚，或血虚，或气滞血瘀，或寒湿凝滞。

3. 经色、经质异常

（1）淡红质稀：血少不荣。

（2）深红质稠：血热内炽。

（3）紫暗有块：寒凝血滞，或有瘀血。

4. 痛经：正值经期或行经前后，出现周期性小腹疼痛，或痛引腰骶，甚至剧痛不能忍受，或称行经腹痛。

（1）经前或经期小腹胀痛或刺痛：气滞或血瘀。

（2）经期小腹冷痛，遇暖则缓：寒凝或阳虚。

（3）行经后小腹隐痛：气血虚。

（二）问带下

歌诀 脾虚湿注白带多，清稀如涕不断绝。
黄带臭秽湿热注，赤白杂见肝郁热。

1. 白带

（1）表现：带下色白量多，淋漓不绝，清稀如涕。

（2）意义：脾虚湿注，或肾阳亦虚。

2. 黄带

（1）表现：带下色黄，黏稠臭秽。

（2）意义：湿热下注。

3. 赤白带

（1）表现：白带中混有血液，赤白杂见。

（2）意义：肝经郁热。

十一、问男子

男子有阴茎勃起和排泄精液的生理功能，故应询问有无阴茎勃起、排泄精液等方面的异常情况。

（一）阳痿

歌诀 阳痿房事不能行，阴茎不坚久不勃，
肝郁气滞情绪拖，湿热瘀血肾虚多。

阳痿是指阴茎不能勃起，或阴茎勃起不坚，或坚而不能进行房事。

阳痿的虚实鉴别

	虚证	实证
病程	久病	初病
起病	渐发	骤发
年龄	老年	青壮年
发病	原发	继发
病因	房劳过度、思虑忧郁太过	情志不遂
证候	命门火衰、心脾两虚	肝郁气滞、湿热、瘀血

（二）阳强

歌诀 异常勃起名阳强，久举不衰辨证详，

肝肾阴虚命火妄，肝火内扰宗筋旺。

1. 特征：阴茎异常勃起，久举不衰。

2. 意义：虚实均可见。

（1）实证：肝火内扰。

（2）虚证：肝肾阴虚，命火妄动。

（三）遗精

歌诀 不经性交精自遗，又分滑精和梦遗，

有梦无梦分界线，虚证实证皆可见。

1. 特征：不经性交，而精液自行遗泄。又分梦遗和滑精两种。

2. 类型

（1）梦遗：有梦而遗。

（2）滑精：无梦而遗，甚至清醒时精液自流。

3. 意义：虚实皆可见。

（1）实证：多因湿热下注。

（2）虚证：可见肾气不固、心肾不交、心脾两虚证。

（四）早泄

歌诀 性交极短即泄精，正常房事不能行，
肾气不固肾阳虚，相火妄动肝肾虚。

1. 特征：性交时间极短即精液自泄，不能正常行房事。

2. 意义：虚证可见肾气不固、肾阳不足、肝肾阴虚、相火妄动。

十二、问小儿

歌诀 小儿问诊困难多，出生前后情况摸。
预防接种传染史，外感伤食家族史。

儿科古称“哑科”，问诊比较困难，医生主要通过询问陪诊者，获得有关疾病的资料。小儿在生理上具有脏腑娇嫩，生机蓬勃，发育迅速的特点；在病理上具有发病较快，变化较多，易虚易实的特点。因此，问小儿病除一般问诊内容外，还要结合小儿的特点，着重询问下列几个方面。

（一）出生前后情况

1. 新生儿

（1）出生后至 1 个月：与先天因素有

关，着重询问妊娠期及产育期母亲的营养健康状况。

(2) 婴幼儿（1 个月至3 周岁）：重点询问喂养方法及生长发育状况。

(二) 预防接种、传染病史

小儿6 个月至5 周岁之间，从母体获得的先天免疫力逐渐消失，而后天的免疫功能尚未形成，故易感染水痘、麻疹等急性传染病。故主要询问预防接种和曾患过哪些传染病。

(三) 发病原因

小儿脏腑娇嫩，抵抗力弱，调节功能低下，易受气候及环境影响而发病。

1. 易感外邪：出现发热恶寒、咳嗽、咽痛等症。

2. 极易伤食：而出现呕吐，泄泻等症。

3. 易受惊吓：而见哭闹、惊叫等症。

4. 询问有无遗传病史。

所以要了解小儿致病原因，应注意围绕上述情况进行询问。

第四章 切 诊

第一节 脉诊

脉诊亦即切脉，是医生用手指切按患者的脉搏，根据脉动应指的形象，以了解病情，判断病证的诊察方法。

一、脉象形成的原理

（一）形成的直接因素

1. 心、脉是形成脉象的主要脏器

（1）心脏搏动是形成脉象的动力，心气与脉象直接有关。

（2）脉为气血运行之通道，并有约束和推进血流的作用。

2. 气血是形成脉象的物质基础：气血充盈直接影响脉象。

（二）形成的间接因素

其他脏腑对脉象形成的影响

1. 肺：肺主气，司呼吸，朝百脉。

2. 脾胃：脾胃为气血生化之源，脾统血。

3. 肝：肝藏血，调节血液，调畅气机。

4. 肾：肾藏精，为元气之根。

二、脉诊的部位、方法和注意事项

（一）脉诊的部位

歌诀 脉诊部位有三法，遍诊三部寸口法，

古老遍诊头手足，三部人迎寸口趺。

左手脉候心肝肾，右手可见肺脾肾。

三部名为寸关尺，气血运行寸口诊。

脉诊的部位有遍诊法、三部诊法和寸口诊法。

1. 遍诊法

（1）源自：《素问》三部九候法。是一种古老的诊脉方法。

（2）分部与意义：分头、手、足三部，

每部又各分天地人三候，合而为九，故称为三部九候遍诊法。

遍诊法诊脉部位及临床意义

<table>
<tr><th>三部</th><th>九候</th><th>相应经脉和穴位</th><th>诊断意义</th></tr>
<tr><td rowspan="3">上部（头）</td><td>天</td><td>足少阳经（两额动脉）太阳穴</td><td>候头角之气</td></tr>
<tr><td>地</td><td>足阳明经（两颊动脉）巨髎穴</td><td>候口齿之气</td></tr>
<tr><td>人</td><td>手少阳经（耳前动脉）耳门穴</td><td>候耳目之气</td></tr>
<tr><td rowspan="3">中部（手）</td><td>天</td><td>手太阴　寸口部的太渊穴、经渠穴</td><td>候肺</td></tr>
<tr><td>地</td><td>手阳明　合谷穴</td><td>候胸中之气</td></tr>
<tr><td>人</td><td>手少阴　神门穴</td><td>候心</td></tr>
<tr><td rowspan="3">下部（足）</td><td>天</td><td>足厥阴　五里或太冲穴</td><td>候肝</td></tr>
<tr><td>地</td><td>足少阴　太溪穴</td><td>候肾</td></tr>
<tr><td>人</td><td>足太阴　箕门穴或足阳明冲阳穴</td><td>候脾胃</td></tr>
</table>

2. 三部诊法

（1）源自：汉代张仲景《伤寒论》。

(2) 分部与意义：分人迎、寸口、趺阳三脉。其中寸口候十二经，人迎、趺阳分候胃气。也有加上足少阴（太溪穴），以候肾的。

3. 寸口诊法

寸口又称气口或脉口，其位置在腕后桡动脉所在部位。

(1) 源自：始见于《内经》，详于《难经》，推广于《脉经》。

(2) 理论依据：独取寸口的依据有以下两点。

①寸口是手太阴肺经的动脉，为气血会聚之处，而五脏六腑的气血又均会合于肺，故脏腑的病变均可反映于寸口。

②肺的经脉起于中焦，与脾同属太阴，脾胃为气血化生之源。脉气之源始于胃，输于脾，灌注于五脏六腑，经过五脏六腑的作用后，百脉朝肺，其间受脏腑病变的影响，能反映于寸口之脉上。

(3) 分部与意义：寸口分寸关尺三部。

以高骨（桡骨茎突）为标记，其内侧部位即为关，关前（腕端）为寸，关后（肘端）为尺，两手合而为六部脉。

脏腑配属

	左	右
寸	心与膻中	肺与胸中
关	肝、胆、膈	脾胃
尺	肾与小腹	肾与小腹

（二）脉诊的方法和注意事项

歌诀 清晨诊脉效果好，内外安静干扰少。
调整呼吸心平静，指下脉象要明了。
初持脉时掌向上，掌后高骨定两关。
关前名寸关后尺，尺在阴位寸为阳。
三指同取名总按，单按一指取一部。
沉取为按浮取举，浮沉之间寻中取。

1. 诊脉时间

（1）以清晨为佳，其他时间也可诊脉，但要有一个安静的环境。

（2）每次诊脉不应少于 1 分钟，即古人认为的 50 动。

2. 体位

（1）正坐或仰卧。

（2）前臂平伸，掌心向上，手臂与心脏近于同一水平，腕下垫脉枕。

（3）不正确的体位，会影响局部气血的运行而影响脉象。

3. 指法

诊脉指法

下指	医生用靠近患者的手切按患者的两手寸口脉；先中指定关，后食指定寸，无名指定尺
排指	三指呈弓形，指头平齐，指目按触脉体
布指	三指布指疏密，应根据患者手臂长短而调整
运指	举：浮取，轻轻用力按在皮肤上 按：沉取，重指力按在筋骨间 寻：中取，中等度用力按至肌肉 单按：分别用一指单按其中一部脉象，重点体会某一部脉象特征 总按：三指同时用力诊脉，总体辨别脉象
平息	医生的呼吸要自然均匀，用一呼一吸的时间去计算患者脉搏的次数

三、脉象要素和平脉特征

（一）脉象要素

1. 传统脉象要素：文献中常以位、数、形、势四方面进行分析归纳，以四要素统括28脉。

传统脉象要素

位	脉搏位置的深浅
数	脉跳的至数和节律
形	脉道的粗细、长短以及脉管的硬度和脉搏往来的流利度
势	脉搏力量的强弱，脉的硬度和流利度

2. 现代脉象要素：现代研究将脉象要素归纳为脉象的部位、至数、长度、宽度、力度、流利度、均匀度8个方面。这些特征的不同组合，就表现为形形色色，各式各样的脉象形态。

现代脉象要素

脉位	脉动显现部位的浅深，如浮沉
至数	脉搏的频率，如迟数
脉长	脉动应指的轴向范围长短，如长短
脉宽	脉动应指的径向范围大小（粗细），如洪细
脉力	脉搏的强弱，如虚实
流利度	脉搏来势的流利通畅程度，如滑涩
紧张度	脉搏紧张或弛缓程度，如弦紧缓
均匀度	脉动节律是否均匀，如促结代

（二）平脉特征

歌诀 平脉须有胃神根，从容规律胃气存。
柔和有力神不失，沉取尺脉仍有根。
春弦秋浮夏脉洪，冬沉四时脉不同。
寸口无脉求臂外，斜飞反关亦常态。
女性濡数幼儿快，胖沉瘦浮酒后快，
喜缓怒急惊动乱，体壮有力无力弱。

平脉即正常脉象。

1. 平脉形态：是三部有脉，一息四至，不浮不沉，不大不小，从容和缓，柔和有力，节律一致，尺脉沉取有一定力量，并随生理活动和气候环境的不同而有相应正常变化。

2. 平脉特点：是有胃、神、根。

正常脉象

	特征	意义
胃	脉象从容、和缓、流利	察胃气的盛衰有无
神	脉象柔和有力，节律整齐	察精气之盛衰
根	沉取应指有力，尺部尤显	察肾气之盛败

3. 平脉的生理变异：平脉随人体内外因素的影响而有相应的生理性变化。

(1) 影响平脉的内在因素

①性别：妇女脉象较男子濡弱而略快，妇女婚后妊娠，脉常见滑数而冲和。

②年龄：年龄越小，脉搏越快。青年体壮脉搏有力；老人脉搏较弱。

③体格：身躯高大的人，脉的显现部位较长。

矮小的人，脉的显现部位较短。

瘦人肌肉薄，脉常浮。

肥胖的人，皮下脂肪厚，脉常沉。

运动员脉多缓而有力。

凡常见六脉沉细等同，而无病象的，叫做六阴脉。

六脉常见洪大等同，而无病象的，叫做六阳脉。

④情志：一时性的精神刺激，脉象也发生变化。如喜则伤心而脉缓，怒则伤肝而脉急，惊则气乱而脉动等，当情志恢复平静之后，脉象也就恢复正常。

⑤劳逸：剧烈运动和远行之后，脉多急疾。

人入睡之后，脉多迟缓。

脑力劳动之人，脉多弱于体力劳动者。

⑥饮食：饭后，酒后脉多数而有力；饥饿时脉象稍缓而无力。

⑦解剖：若脉不见于寸口，而从尺部斜向手背，名叫斜飞脉。

若脉出现在寸口的背侧，名叫反关脉。

(2) 影响平脉的外在因素

①四季气候：故平脉相应四时气候有春弦，夏洪，秋浮，冬沉的变化。

②地理环境：南方地处低下、气候偏温、空气湿润，人体肌腠缓疏，故脉多细软或略数；北方地势高，空气干燥，气候偏寒，人体肌腠紧缩，故脉多表现沉实。

③时间：白昼脉象偏浮而有力，夜间的脉象偏沉而细缓。

四、常见脉象及其临床意义

近代多从 28 种脉论述。

(一) 浮脉类

歌诀 浮脉惟从肉上行，如循榆荚似毛轻；
浮脉为阳表病居，久病逢之却可惊。
洪脉来时拍拍然，去衰来盛似波澜；
脉洪阳盛血应虚，热病可见火炎炎。
濡形浮细按须轻，水面浮绵力不禁；
水湿内盛见濡脉，亦有亡血阴虚病。

散似杨花散漫飞，去来无定至难齐；
产为生兆胎为堕，元气耗散病难医。
芤形浮大轻如葱，边实须知内已空；
失血量大脉见芤，崩漏亡阴脉不荣。
革脉形如按鼓皮，浮而搏指外坚奇；
女人半产并崩漏，男子营虚或梦遗。

浮脉类

	脉象	意义
浮脉	轻取即得，重按稍减而不空	表证、虚证
洪脉	指下极大，来盛去衰，势如波涛汹涌	气分热证。健康人夏季也可见
濡脉	极软而浮细，轻手相得，按之无有	虚证、湿证
散脉	浮大无根，至数不均	元气耗散，脏腑精气衰竭，多见危证
芤脉	应指浮大，按之中空，其形如按葱叶	大失血、亡阴
革脉	浮而搏指，中空外坚，如按鼓皮	亡血失精、半产崩漏

（二）沉脉类

歌诀 水行润下脉来沉，筋骨之间软滑匀；
沉而有力里实证，无力而沉虚证存。
伏脉推筋着骨寻，指间才动隐然深；
邪闭厥证与痛极，太溪趺阳一线存。
弦长实大脉牢坚，牢位常居沉伏间；
失血阴虚忌此脉，心腹疼痛凝阴寒。
弱来无力按之柔，柔细而沉不见浮；
气血不足阴气耗，老人犹可少年愁。

沉脉类

	脉象	意义
沉脉	轻取不应，重按始得	里证
伏脉	脉位深伏，重按推筋着骨始得	邪闭，厥证，痛极
牢脉	沉取实大弦长	阴寒凝聚
弱脉	极软而沉细	气血不足，元气耗损

（三）迟脉类

歌诀 迟来一息至惟三，阳不胜阴气血寒；
有力而迟为冷痛，迟而无力定虚寒。
缓脉阿阿四至通，柳梢袅袅飐轻风；

欲从脉里求神气，只在从容和缓中。
细迟短涩往来难，散止依稀应指间；
涩缘血少或伤精，血瘀气滞食化痰。
结脉缓而时一止，独阴偏胜欲亡阳，
寒痰瘀血气血衰，先天禀赋生异常。

迟脉类

	脉象	意义
迟脉	一息不足四至	寒证。但亦有主热证时，如伤寒阳明病
缓脉	一息四至、来去缓怠	湿病，或脾胃虚弱，也可见正常人
涩脉	往来艰涩，迟滞不畅	精伤，血少，气滞，血瘀
结脉	迟而时一止，止无定数	阴盛气结，寒痰瘀血，气血虚衰，禀赋异常

(四) 数脉类

歌诀 数脉息间常六至，阴微阳盛必狂烦；
浮沉表里分虚实，惟有儿童作吉看。
疾脉一息七八至，阳极阴竭将绝离；
剧烈运动疾为常，婴儿见之亦为吉。
促脉数而时一止，此为阳极欲亡阴；

气血痰饮食停滞，五脏精气阴血虚。
动脉摇摇数在关，无头无尾豆形团；
动脉专司痛与惊，惊生动脉主气乱。

数脉类

	脉象	意义
数脉	一息五至以上	热证，也主虚证
疾脉	脉来急疾，一息七八至	阳极阴竭、元气将脱
促脉	数而时一止，止无定数	阳盛实热，气血痰食停滞
动脉	脉形如豆，厥厥动摇，关部尤为明显	痛证、惊证

（五）虚脉类

歌诀 举之迟大按之松，脉状无涯类谷空；
气血阴阳诸虚证，自汗怔忡惊悸生。
细来累累细如丝，应指沉沉无绝期；
春夏少年皆不利，诸虚劳损困于湿。
微脉细小脉势弱，按之似有还似无；
气血衰微脉亦微，亡阳休克命将无。
动而中止不能还，复动因而作代看；
精气衰微脏气衰，风痛七情惊恐伤。

两头缩缩名为短，涩短迟迟细且难；
短而无力主气虚，有力且短为气郁。

虚脉类

	脉象	意义
虚脉	三部脉举之无力，按之空虚	虚证
细脉	脉细如线，但应指明显	诸虚劳损，湿证。
微脉	极细极软，按之欲绝，若有若无	气血大虚，阳气衰微
代脉	缓而时一止，止有定数，良久方来	脏气衰微，风证痛证，七情惊恐，跌打损伤
短脉	首尾俱短，不能满部	气郁，气损

（六）实脉类

歌诀 浮沉皆得大而长，应指无虚愊愊强；
实证气痛便不同，谵语伤食或发狂。
滑脉如珠替替然，往来流利却还前；
平人痰食实热带，女脉调时定有胎。
举如转索切如绳，脉象因之得紧名；
总是寒邪来作祟，内为腹痛外身疼。

弦脉迢迢端直长，肝经木旺土应伤；
弦应春日与肝胆，痰饮寒热疟缠身。
长脉迢迢大小匀，反常为病似牵绳；
若非阳毒癫痫病，即是阳明热势深。

实脉类

	脉象	意义
实脉	三部脉举按均有力	实证
滑脉	往来流利，应指圆滑，如珠走盘	平人，痰食，实热，胎妊
紧脉	脉来绷急，往来有力，弹击于指，状如牵绳转索	寒证，痛证，宿食
弦脉	端直而长，挺然指下，如按琴弦	肝胆病，诸痛，痰饮，疟疾
长脉	首尾端直，超过本位，如循长竿	肝阳有余，阳盛内热，正常人

五、脉象鉴别、相兼脉和真脏脉

（一）相似脉的鉴别

1. 比类法：用近似脉象相比的方法，进行脉象鉴别的方法，称为比类法。

(1) 浮、虚、芤、散

①共点：四者相类似，其脉位均表浅。

②异点：浮脉举之泛泛有余，重按稍减而不空，脉形不大不小；虚脉形大力无，重按空虚；芤脉浮大无力，中间独空，如按葱管；散脉浮散无力，漫无根蒂，稍用力则按不着。

(2) 沉、伏、牢

①共点：三者脉位均在深部，轻取均不应。

②异点：沉脉重取乃得；伏脉较沉脉部位更深，着于筋骨，故重按亦无，须推筋着骨始得，甚则渐时伏而不见；牢脉沉取实大弦长，坚牢不移。

(3) 迟、缓

①共点：迟缓脉均以息计。

②异点：迟脉一息不足四至；缓脉稍快于迟，一息四至，脉来有冲和徐缓之象。

(4) 数、滑、疾

①共点：滑脉与数脉有相似之处，滑

脉流利，圆滑似数。

②异点：滑指形与势；数指至数言，一息五至以上。数，疾也以息计，疾脉更快于数，一息七八至，相当于每分钟脉搏在140次以上。

(5) 细、微、弱、濡

①共点：四者都是脉形细小且软弱无力。

②异点：细脉形小而应指明显；微脉则极细极软，按之欲绝，有时至数不清，起落模糊；弱脉沉细而无力；濡脉浮细而无力，即脉位与弱脉相反，轻取可以触知，重按反不明显。

(6) 实、洪

①共点：在脉势上都是充实有力。

②异点：洪脉状若波涛汹涌，盛大满指，来盛去衰，浮取明显；实脉长大坚实，应指有力，举按皆然，来去俱盛。

(7) 芤、革

①共点：都有中空之象。

②异点：芤脉浮大无力中空，如按葱管，显示了脉管柔软；革脉浮大搏指，弦急中空，如按鼓皮，显示了脉管较硬。

(8) 弦、长、紧

①共点：弦脉与长脉相似，脉位超过本部。弦脉有似紧脉，二者脉气均紧张。

②异点：长脉超过本部，如循长竿，长而不急；弦脉虽长，但脉气紧张，指下如按琴弦；弦脉如按在琴弦上，无绷急之势；紧脉如按在拉紧的绳索上，脉势绷急，在脉形上紧脉比弦脉大。

(9) 短、动

①共点：二者在脉形上均有短缩之象。

②异点：短脉是形状短缩且涩常兼迟，不满三部；动脉其形如豆，常兼滑数有力。

(10) 结、代、促

①共点：都属于节律失常而有歇止的脉象。

②异点：结、促脉都是不规则的间歇，歇止时间短；代脉则是有规则的歇

止，且歇止的时间较长，这是结、促脉与代脉的不同之处；结脉与促脉虽都有不规则的间歇，但结脉是迟而歇止，促脉是数而歇止。

2. 对举法：用相反脉象对比的方法进行脉象的鉴别，称为对举法。

（1）浮脉与沉脉：是脉位浅深相反的二种脉象。

①浮脉脉位表浅、轻取即得。

②沉脉脉位深在，轻取不应，重按始得。

（2）迟脉与数脉：是脉搏慢快相反的二种脉象。

①迟脉搏动比正常脉慢，即一息不足四至。

②数脉搏动则比正常脉快，即一息五至以上。

（3）虚脉与实脉：是脉的搏动力量强弱（气势）相反的二种脉象。

①虚脉三部举按均无力。

②实脉举按均有力。

(4) 滑脉与涩脉：是脉的通畅度相反的二种脉象。

①滑脉往来流利通畅，指下圆滑。

②涩脉往来艰难滞涩，极不流利。

(5) 洪脉与细脉：是脉体大小和气势均相反的二种脉象。

①洪脉脉体阔大，充实有力，来势盛而去势衰。

②细脉脉体细小而线状，多软弱无力，但应指明显。

(6) 长脉与短脉：是脉气长短相反之二种脉象。

①长脉超过本部，即指脉气搏动范围超过本部的状态。

②短脉则形状短缩，不及本部，即指脉气搏动范围短小，不及本部的状态。

(7) 紧脉与缓脉：是脉的紧张力相反的二种脉象。

①紧脉紧张有力，如按转绳。

②缓脉势缓，一息四至。

(二) 相兼脉与主病

所谓相兼脉象是指这种情况除外的两个或两个以上脉象相兼出现的脉。这些相兼脉象的主病，往往等于各个脉所主病的总和。

现将临床上常见的相兼脉象所主病证举例如下。

相兼脉

常见相兼脉	主病
浮紧脉	表寒证，风寒湿痹
浮缓脉	风邪伤卫，太阳表虚证
浮数脉	表热证
浮滑脉	表证夹痰或风痰
沉迟脉	里寒证
弦数脉	肝热证
滑数脉	痰热，痰火，内热食积
洪数脉	气分热盛
沉弦脉	肝郁气滞，水饮内停
沉涩脉	血瘀
弦细脉	肝肾阴虚，血虚肝郁，肝郁脾虚

续表

常见相兼脉	主病
沉缓脉	脾虚，水湿内停
细数脉	阴虚火旺
弦滑数	肝火夹痰，风阳上扰，痰火内蕴

（三）真脏脉

歌诀　雀啄连来三五啄，屋漏半日一滴落，
弹石硬来寻即散，搭指散乱真解索，
鱼翔似有又似无，虾游静中忽一跃，
更有釜沸涌如羹，旦占夕死不须药。

凡脉无胃神根的，便是真脏脉，又称怪脉、败脉、死脉、绝脉。多见于疾病的后期，脏腑之气衰竭，胃气败绝的病证。

1. 特点：无胃、神、根。

（1）无胃之脉：以无冲和之意，应指坚搏为主要特征。如偃刀脉、转豆脉、弹石脉。

（2）无根之脉：以虚大无根或微弱不应指为主要特征。如釜沸脉、鱼翔脉、虾游脉。

(3) 无神之脉：以脉率无序，脉形散乱为主要特征。如雀啄脉、屋漏脉、解索脉。

2. 七绝脉

(1) 釜沸脉

①脉象：脉在皮肤，浮数之极，至数不清，如釜中沸水，浮泛无根。

②意义：三阳热极，阴液枯竭之候。

(2) 鱼翔脉

①脉象：脉在皮肤，头定而尾摇，似有似无，如鱼在水中游动。

②意义：三阴寒极，阳亡于外之候。

(3) 虾游脉

①脉象：脉在皮肤，如虾游水，时而跃然而去，须臾又来，其急促躁动之象仍如前。

②意义：孤阳无依，躁动不安之候，主大肠气绝。

(4) 屋漏脉

①脉象：脉在筋肉之间，如屋漏残滴，

良久一滴，即脉搏极迟慢，溅起无力。

②意义：胃气营卫将绝之候。

(5) 雀啄脉

①脉象：脉在筋肉间，连连数急，三五不调，止而复作，如雀啄食之状。

②意义：脾无谷气已绝于内。

(6) 解索脉

①脉象：脉在筋肉之间，乍疏乍密，如解乱绳状。时快时慢，散乱无序。

②意义：肾与命门之气皆亡。

(7) 弹石脉

①脉象：脉在筋肉之下，如指弹石，辟辟凑指，毫无柔和软缓之象。

②意义：肾气竭绝之象。

六、诊妇人脉与小儿脉

(一) 诊妇人脉

歌诀 血为妇人脉根本，尺脉滑利见妊娠。
沉取洪强胎气壮，脉至离经为欲产。

妇人有经、孕、产等特有的生理变化

和疾病。

诊妇人脉

	表现	意义
月经脉	脉滑数	妇女经期气血调和
	左关尺脉，忽洪大于右手，口不苦，身不热，腹不胀	月经将至
	寸关脉调和，而尺脉绝不至	月经多不利
	尺脉虚细涩	血少的虚闭证
	尺脉弦涩	实闭证
妊娠脉	月经停止，脉来滑数冲和，饮食异于平常	妊娠真候
死、活胎脉	沉按脉象仍洪强	有阳气的活胎
	沉候阳气衰绝	死胎，或是痞块
临产脉	尺脉，急转如切绳转珠	孕妇将产

(二) 诊小儿脉

歌诀 小儿平脉可七至，热数寒迟滑痰食。

重按当无脉应指，强弱可知虚与实。

诊小儿脉，与成人有所不同。小儿寸

口部位狭小，难分寸关尺。另一方面，小儿临诊时容易惊哭，惊则气乱，气乱脉也乱，故难于掌握。因此，诊小儿脉。后世医家有一指总候三部方法，使小儿脉诊技巧有所提高。

1. 一指三部诊法

诊小儿脉指法

年龄	诊脉指法
3 岁以下	拇指按在高骨脉上，不分三部定至数
4 岁以上	以高骨中线为关，向两侧滚转寻察三部
7 ~ 8 岁	向高骨前后两侧挪动拇指诊三部
9 至 10 岁以上	次第下指，依寸关尺三部诊脉
15 岁以上	按成人三部诊法

2. 小儿脉象主病

（1）小儿诊脉只需诊浮沉、迟数、强弱、缓紧，以辨别阴阳、表里、寒热及邪正盛衰，不需详求二十八脉。

（2）三岁以下的小儿，一息常七八至，

为平脉。

（3）五六岁的小儿一息六至为平脉，七至以上为数脉，四五至为迟脉。

（4）小儿常见病脉及主病。

小儿常见病脉及主病

常见病脉	主病
数脉	热证
迟脉	寒证
浮数脉	阳证
沉迟脉	阴证
沉滑脉	食积
浮滑脉	风痰
紧脉	寒证
缓脉	湿证
大小不齐脉	滞

七、脉诊的临床意义及脉症从舍

（一）脉诊的临床意义

歌诀 脉诊能知位表里，寒热虚实也可比，
病因病机预后明，临床诊脉细分明。

脉诊的临床意义

临床意义	举例
知表里	如脉位的浮沉。浮脉主表证，沉脉主里证
定寒热	如脉率的迟数。迟脉主寒证，数脉主热证
判虚实	如脉势的有力无力。脉无力主虚，脉有力主实
测病因	如脉浮数为外感风热。浮主表，数为热，故主外感风热
察病机	如左关脉弦，右关脉弱，表示肝强脾弱
明预后	如外感病脉象由浮转沉，表示病邪由表入里，病情加重

（二）脉症顺逆与从舍

歌诀 脉症一致名为顺，实证实脉正气盛，
实证虚脉邪胜正，脉症不符要舍从。

1. 脉症顺逆：是指从脉症的相应、不相应来判断疾病的顺逆。

脉症顺逆

	含义	举例	意义
顺	脉与症一致	暴病实证而脉来洪、实、数	正气充盛，能够抗邪
		久病虚证而脉来微、细、弱	正虽不足，但邪也不盛
逆	脉与症不一致	新病实证脉反见细、微、弱脉	正气虚衰，无法抗邪
		久病虚证脉反见洪、数、实脉	正气已衰而邪不退

2. 脉症从舍：是指脉症不相应而出现假象的情况下，辨明脉与症的真假，以决定从舍。

（1）舍症从脉

①含义：在脉真症假的情况下，必须舍症从脉。

②举例：伤寒，热闭于里，症见四肢厥冷，而脉滑数，脉所反映的是真热；症所反映的是由于热邪内伏，格阴于外，出现四肢厥冷，是假寒，此时当舍症从脉。

（2）舍脉从症

①含义：在症真脉假的情况下，必须舍脉从症。

②举例：阳明腑实证见迟脉，患者发热，腹胀满，大便燥结，疼痛拒按，舌红苔黄厚而焦燥，乃因热与燥屎结于阳明大肠，出现一派阳明实热证的征象，由于实热内结，阻滞血脉运行，而出现迟脉的假象，故应舍脉从症。

第二节　按诊

按诊是医生用手触、摸、推、按患者的肌肤、胸腹、手足及其他病变部位，配合望、闻、问诊，并从局部冷热、硬软、疼痛、痞块或其他异常变化，从而测知病变的所在和性质的一种诊病方法。

一、按诊的方法与意义

（一）按诊的方法

1. 体位：患者应取坐位或仰卧位。患

者取坐位时，医生要面对患者，用左手稍扶病体，右手触摸按压某一局部，多用于皮肤、手足、腧穴的按诊。胸腹按诊，患者须采取仰卧位，医生站在患者右侧，用右手或双手对患者胸腹某些部位进行按诊。

2. 按诊手法：大致可分触、摸、按、叩四法。

（1）触法

①手法：触法是以手指或手掌轻轻接触患者局部皮肤，如额部及四肢皮肤等。

②意义：了解凉热、润燥等情况的一种方法。

（2）摸法

①手法：摸法是以手抚摸局部，如肿胀部位等。

②意义：探明局部的感觉情况及肿物的形态、大小、有无疼痛等，以辨病位及病性。

（3）按法

①手法：按法是以重手按压或推寻局部，如胸腹和肿物部位。

②意义：以了解深部有无压痛或肿块，肿块的形态、质地、大小、活动情况、肿胀程度、性质等以辨别脏腑虚实和邪气的痼结情况的一种方法。

（4）叩法：叩法是医生用手叩击患者身体某部，使之震动产生叩击声、波动感或震动感，以此来确定病变的性质和程度的一种方法。

①直接叩击法：手指直接叩打或拍打被检部位的检查方法。如鼓胀患者可进行直接叩击，若叩之产生鼓声者为气鼓，产生浊音者为水鼓。

②间接叩击法：医生用左手掌平贴在患者体表，右手握成空拳叩击左手背，边叩边询问患者叩击部位的感觉。

3. 按诊的注意事项

（1）按诊时，医生举止要稳重大方，态度要严肃认真。

（2）要体贴患者，手法要轻巧柔和，要避免突然暴力或冷手按诊。

（3）要嘱咐患者主动配合随时反映自己的感觉。边检查边观察患者的表情变化，了解其痛苦所在。

（二）按诊的临床意义

按诊是切诊的重要组成部分，在辨证中起着至关重要的作用，是四诊中不容忽视的一环。按诊运用于临床，主要用于诊察病变的病位、寒热虚实性质及病情的发展趋势等。

二、按诊的内容

按诊的应用范围很广，包括按胸胁、按脘腹、按肌肤、按手足、按腧穴等。

（一）按胸胁

歌诀　心尖搏动虚里间，心气充盛不急显，
动微力弱虚宗气，动而应衣泄宗气。
搏动迟弱心阳虚，洪大而搏病危重。
痞满无痛结胸痛，胁肋肝胆痛不同。

重点为按虚里。虚里位于左四、五肋之间，为心尖搏动处，为诸脉之所宗。

1. 按胸部

(1) 按虚里

虚里位于左乳下内侧部，心尖搏动处。可了解心脏疾患。有时为死亡的判定方法之一。

①搏动不显，按之应手，缓而不急，搏动直径范围约 2～2.5cm，节律清晰：心气充盛。

②按之动微而力弱：宗气内虚。

③动而应衣：宗气外泄。

④按之弹手，洪大而搏，或绝而不应：危重之候。

⑤搏动迟弱，或久病体虚而动数：心阳不足。

⑥动微欲绝而无死候：悬饮证。

⑦动散而数，胸高而喘：心肺气绝。

⑧动高，传而不散：热病邪盛或小儿痘疹将发。

(2) 辨痞满

患者自觉心下或胃脘部胀满不适，但以手按之却柔软无物，无压痛。为气机痞塞所致。

（3）辨结胸

患者自觉胸腹或心下硬满，按之压痛，有硬块。多为有形之邪结聚。如水结、瘀血、痰积。又分大结胸和小结胸。

2. 按胁肋

（1）肝大较软，并感到右胁胀痛：气滞。

（2）肝大较硬，并感到右胁刺痛：瘀血。

（3）肝大，且表面凸凹不平：警惕肝癌。

（4）右胁胀痛，摸之热感，拒按：肝痈。

（5）疟疾日久，胁下出现肿块，按之硬痛：疟母。

（二）按脘腹

歌诀 胃脘诊胃大腹脾，小腹膀胱胞宫体，
肠痈宿粪查少腹，小儿脐周诊虫积。
气胀叩之响如鼓，叩之音实成水鼓。

有形癥积病在血，气分无形名瘕聚。

1. 脘腹的部位划分

（1）胃脘：膈以下。

（2）大腹：脐上。

（3）小腹：脐下至耻骨上缘。

（4）少腹：小腹两侧。

2. 按胃脘

（1）按之硬而疼痛：实证。

（2）按之濡软无痛：虚证。

（3）按之有形而胀痛，推之辘辘有声：胃中有水饮。

3. 按大腹

（1）腹部饱满，有弹性，有压痛：实满。

（2）腹部濡软，少弹性，无压痛：虚满。

（3）全腹胀大，推之有波动感，按其肌肤不能即起：水鼓。

（4）全腹胀大，推之无波动感，按其肌肤举手即起：气鼓。

4. 按小腹和少腹

（1）右少腹剧痛，按之痛甚，牵引外阴部：肠痈。

（2）左少腹作痛，按之累累有硬块：宿粪。

（3）肿块推之不移，痛有定处：癥积，病属血分。

（4）肿块推之可移，痛无定处，或按之无形，聚散不定：瘕聚，病属气分。

（5）条索状肿块，按之如筋结，久按会转移，或按之手下如蚯蚓蠕动，起伏聚散，往来不定：虫积。

（三）按肌肤

歌诀 寒热润燥肌肤诊，肘前尺肤诊温病，
气肿水肿凹陷鉴，疮疡性质一按明。
平塌虚证高突实，边硬顶软热成脓。
硬木不热是寒证，热证肿处热压痛。

1. 按尺肤

（1）部位：尺肤是从肘部内侧到掌后横纹处的一段皮肤。

(2) 意义：对温热病的诊断有一定的意义。

2. 诊寒热

(1) 初按热甚，久按热反减轻：热在表。

(2) 久按其热反甚者：热在里。

3. 诊润燥

(1) 皮肤润滑：多属有汗，津液未伤。

(2) 皮肤干燥：多属无汗，津液已伤。

4. 诊疮疡

(1) 肿处硬木不热：寒证。

(2) 肿处热而压痛：热证。

(3) 根盘平塌，漫肿无头：虚证。

(4) 根盘收束，肿势高突：实证。

(5) 患处按之坚硬而热不甚：无脓。

(6) 患处边硬顶软而热甚：成脓。

5. 诊肿胀：辨别气肿和水肿。

(1) 重手按之凹陷不起：水肿。

(2) 按之陷下，举手即起：气肿。

（四）按手足

歌诀 手足俱冷阳虚寒，俱热定是热炽阳，
手心热甚内伤热，手背热甚外感热。

1. 探明寒热

（1）手足俱冷：阳虚寒盛。

（2）手足俱热：阳盛热炽。

（3）手足心热甚于手足背：内伤发热。

（4）手足背热甚于手足心：外感发热。

（5）手足心热甚于额上热：内伤发热。

（6）额上热甚于手足心热：外感发热。

2. 小儿手足按诊

（1）小儿指尖冷：主惊厥。

（2）中指独热：外感风寒。

（3）中指末独冷：麻疹将发。

3. 推测疾病预后

（1）阳虚之证，四肢犹温：预后良好。

（2）阳虚之证，四肢厥冷：预后不良。

（五）按腧穴

按腧穴，是按压身体上某些特定穴位，以了解这些穴位的变化和反应，从而推断

内脏的某些疾病。按压腧穴时应注意是否有压痛或出现结节或条索状物等变化。

诊脏腑病变的常用腧穴

脏腑病变	常用腧穴	举例
肺病	中府、肺俞、太渊	肺病可在肺俞穴摸到结节，或中府穴有压痛
心病	巨阙、膻中、大陵	
肝病	期门、肝俞、太冲	肝病在肝俞和期门穴有压痛
脾病	章门、太白、脾俞	
肾病	气海、太溪	
大肠病	天枢、大肠俞、上巨虚（为大肠的下合穴）	肠痈在上巨虚（阑尾穴）有压痛
小肠病	关元	
胆病	日月、胆俞	胆道蛔虫腹痛，指压双侧胆俞则疼痛缓解，从而协助鉴别诊断
胃病	胃俞、足三里	胃病在胃俞和足三里有压痛
膀胱病	中极	

第五章　八纲辨证

第一节　八纲辨证的概念与意义

歌诀　八纲辨证用途广，历史悠久内容详，
表里寒热与虚实，阴阳总括前六纲。

一、八纲辨证的概念

八纲，就是表、里、寒、热、虚、实、阴、阳八个辨证的纲领。

表和里——病位。

寒和热——病性。

虚和实——病势。

阴和阳——病类。

八纲辨证，为中医辨证学的基本纲领。

疾病的表现尽管十分复杂，但是基本上都可以用八纲加以归纳，如根据患病的部位可分为表证和里证；根据疾病性质可

分为寒证和热证；根据邪正盛衰可分为虚证和实证，邪盛者为实证，正虚者为虚证；根据疾病类别分为阴证和阳证两大类。阴阳为八纲中的总纲，它可以概括其他六纲，即阴证包括里、虚、寒证，阳证包括表、实、热证。

二、八纲辨证的源流

《内经》中并无“八纲”这一名词，但其具体内容已有散在的论述。

张仲景更具体地将之运用于伤寒及杂病的治疗。《伤寒论》中六经病的不同证候，无不贯穿着阴、阳、表、里、寒、热、虚、实的内容。从病的性质上讲，三阳病多属于热证、实证，概括为阳证；三阴病多属于寒证、虚证，概括为阴证。

明清许多医家，普遍重视和接受了八纲的概念和内容。

近人祝味菊在《伤寒质难》中说：“所谓‘八纲’者，阴、阳、表、里、寒、热、虚、实是也。”这是“八纲”名称的正式提出。《中医学概论》一书将八纲的内容编写入内，使八纲的内容更加普及和推广。第2版《中医诊断学》教材中，正式将八纲列为专章进行讨论，于是八纲辨证的内容得以在全国普及。

歌诀 八纲源于祝味菊，《伤寒质难》首提出。
八个证候是纲领，复杂病症用此明。

第二节 八纲辨证的基本内容

歌诀 八纲规律特别强，各自记清勿混淆，
表里辨证详病位，寒热辨证定病性，
虚实辨证别病势，阴阳用来辨病类。

一、表里辨证

表里是辨别病位外内浅深的一对纲领。

（一）表证

概念 由于六淫之邪从皮毛口鼻而入侵入人体浅表所引起的证候。

成因　外感六淫之邪。

要点　起病急，病程短，病位浅，病情轻。多见于外感病初期阶段。且寒热并见。

表现　恶寒发热，头身痛，舌苔薄白，脉浮。或鼻塞流涕，咽喉痒痛，咳嗽。

歌诀　外感初期见表证，势急程短病位浅，
恶寒发热头身痛，咳嗽鼻塞喉痒痛。

（二）里证

概念　里证是指病变部位在脏腑气血的一类证候。

成因　有三种：一是表邪不解，由表入里形成里证。二是六淫邪气直接侵犯脏腑形成里证。三是由于情志内伤、饮食劳倦等原因所致的疾病也称为里证。

要点　概括地说凡非表证者，一切证候皆属里证。多见于外感病中、后期及内伤病。病位深在。临床表现复杂。

表现　里证的临床表现多种多样，一般很难说哪几个症状就是里证的代表症状。

本章的寒热虚实辨证以及后面的气血津液、脏腑、经络等辨证部分均属里证的范畴。

歌诀 凡非表证皆里证，外感中期内伤病，
典型症状难描述，表现多样病位深。

附：半表半里证

概念 半表半里证在六经辨证中称为少阳病证。外邪由表内传，尚未入于里，或里邪透表，尚未至于表，邪正相搏于表里之间，称为半表半里证。

成因 有两种：一是表邪未解内传，尚未入里，位于半表半里；二是里邪外透，尚未达表，位于表里之间。

要点 病邪位于半表半里之间，正邪剧烈交争，寒热往来为特点。

表现 寒热往来，胸胁苦满，心烦喜呕，默默不欲饮食，口苦咽干，目眩，脉弦。

歌诀 半表半里属少阳，心烦喜呕不欲食，
寒热往来胸胁满，口苦咽干和目眩。

（三）表里证鉴别要点

辨别表证和里证，主要是审察寒热症状、内脏证候是否突出、舌象、脉象等变化。

表证和里证的鉴别

	表证	里证
病程	新病，病程短	久病，病程长
症状	发热恶寒同见	但发热，但畏寒
舌象	舌苔常无变化，或仅舌边尖红	舌质舌苔常有变化
脉象	浮	不浮或沉

二、寒热辨证

寒热是辨别疾病性质的两个纲领。

（一）寒证

概念　指感受寒邪，或阴盛阳虚，导致机体功能活动衰退所表现的证候。

成因　外感阴寒邪气，或因内伤久病，阳气耗伤，或过服生冷寒凉，阴寒内盛所致。

要点 外感寒邪或内伤于寒均属寒证，有冷、凉的特点。

表现 恶寒喜暖，面色㿠白，肢冷蜷卧，口淡不渴，痰、涎、涕清稀，小便清长，大便稀溏，舌淡苔白而润滑，脉迟或紧等。

歌诀 寒证阴盛感寒邪，喜暖恶寒面㿠白，
口淡肢冷痰涕稀，尿清便溏脉迟紧。

（二）热证

概念 指感受热邪，或阳盛阴虚，导致机体功能活动亢进所表现的证候。

成因 外感火热之邪，或寒邪化热入里；或因七情过激，郁而化热；或饮食不节，积蓄为热；或房室劳伤，劫夺阴精，阴虚阳亢所致。

要点 外感和内生热邪均属热证，有温、热的特点。

表现 恶热喜冷，口渴喜冷饮，面红目赤，烦躁不宁，痰、涕黄稠，吐血衄血，小便短赤，大便干结，舌红苔黄而干燥，

脉数等。

歌诀 热证阳盛感热邪，恶热口渴喜冷饮，
面红目赤痰涕黄，尿赤便干苔燥黄。

（三）寒热证鉴别要点

寒证与热证，是机体阴阳盛衰的反映，是疾病性质的主要体现，故应对疾病的全部表现进行综合观察，尤其是恶寒发热及对寒热的喜恶，口渴与否，面色的赤白，四肢的温凉，二便、舌象、脉象等是辨别寒证与热证的重要依据。

寒证与热证鉴别表

症状 证型	寒热	口渴	面色	四肢	神态	痰涕	二便	舌象	脉象
寒证	恶寒喜热	不渴	淡白	冷	蜷卧少动	清稀色白	大便稀溏小便清长	舌淡苔白而润滑	迟或紧
热证	恶热喜冷	渴喜冷饮	红赤	热	仰卧躁动	黄稠	大便干结小便短赤	舌红苔黄而干	数

三、虚实辨证

虚实是辨别邪正盛衰的纲领，即虚与实主要是反映病变过程中人体正气的强弱和致病邪气的盛衰。

（一）虚证

概念 指对人体正气虚弱、不足为主所产生的各种虚弱证候的概括。虚证反映人体正气虚弱、不足而邪气并不明显。

成因 虚证的形成，可以由先天禀赋不足所导致，但主要是由后天失调和疾病耗损所产生。如饮食失调；思虑太过、悲哀卒恐、过度劳倦等；房事不节；久病失治、误治，损伤正气；大吐、大泻、大汗、出血、失精等，均可形成虚证。

在此，仅介绍虚证中两大类常见的证候：阳虚证与阴虚证。

要点 久病、势缓、耗损过多、体质虚弱者多为虚证。

表现 阳虚证以经常畏冷，四肢不温，口淡不渴，或渴喜热饮，可有自汗，小便清长，大便溏薄，面色淡白，舌淡胖，苔白滑，脉沉迟（或为细数）无力为常见证候，并可兼有神疲、乏力、气短等气虚的证候。阳虚证多见于病久体弱者，病势一般较缓。

阴虚证的临床表现，以形体消瘦，口燥咽干，潮热颧红，五心烦热，盗汗，小便短黄，大便干结，舌红少津少苔，脉细数等为证候特征。并具有病程长、病势缓等虚证的特点。

歌诀 虚证又分阴阳虚，畏寒肢凉为阳虚，
大便稀溏小便清，舌淡苔白神疲乏。
五心烦热阴虚见，颧红潮热并盗汗，
口燥咽干小便黄，舌红少苔脉细数。

（二）实证

概念 指对人体感受外邪，或疾病过程中阴阳气血失调，或体内病理产物蓄积，所形成的各种临床证候的概括。

成因 主要可概括为两个方面。

一是风寒暑湿燥火六淫之邪，侵犯人体、郁闭经络或内结脏腑。

二是内脏功能失调，代谢障碍，以致形成痰、饮、水、湿、瘀血、宿食等有形病理产物壅聚停积于体内。

要点 新起、暴病、病情激烈、体质壮实者多为实证。

表现 由于致病邪气的性质及所在部位的不同，实证的表现亦极不一致，而常见的主要有：发热，腹胀痛拒按，胸闷烦躁，甚至神昏谵语，呼吸气粗，痰涎壅盛，大便秘结，或下利、里急后重，小便不利，或淋沥涩痛，舌质苍老，舌苔厚腻，脉实有力。

歌诀 有形病邪呈实证，烦热便干尿淋痛，
呼吸气粗痰涎盛，舌老苔厚脉有力。

（三）虚实证鉴别要点

鉴别虚实，必须四诊合参。一般说来，虚证必身体虚弱，实证多身体粗壮。虚证者声息低微，实证者声高息粗。久病多虚，

暴病多实。舌质淡嫩，脉象无力为虚；舌质苍老，脉象有力为实。

虚证与实证鉴别表

症状	证型	
	虚证	实证
面色	苍白或萎黄	深红或暗滞
寒热	恶寒肢冷为阳虚，五心烦热为阴热	恶寒重为实寒，壮热为实热
口渴	渴喜热饮且量少为阳虚	大渴喜冷饮为实热
汗出	自汗或盗汗	无汗或大汗多为实
神态	声低气怯，精神不振	声高息粗，烦躁甚或谵语
脘腹	绵绵而痛，喜按	胀满痛剧，拒按
二便	便溏溲清	便秘溲赤为实热
舌象	舌淡嫩，少苔或无苔	舌质坚敛苍老，苔厚
脉象	无力	有力

四、阴阳辨证

阴阳学说在辨证诊断上的应用，主要有两个方面。

（一）阴阳是类证的纲领

凡见兴奋、躁动、亢进、明亮等表现的表证、热证、实证；以及症状表现于外的、向上的、容易发现的；病邪性质为阳邪致病，病情变化较快等等，一般都可归属为阳证。

凡见抑制、沉静、衰退、晦暗等表现的里证、寒证、虚证；以及症状表现于内的、向下的、不易发现的；病邪性质为阴邪致病，病情变化较慢等，一般都可归属为阴证。

由于阴阳是对各种病情从整体上作出最基本的概括，八纲中的阴阳两纲又可以概括其余六纲，所以说阴阳是证候分类的总纲，阴阳是辨证归类的最基本纲领。

（二）阴阳有具体的辨证内容

阴阳辨证又包含有具体的辨证内容，其主要的有阳虚证、阴虚证、阴盛证、阳盛证，以及亡阳证、亡阴证等。

1. 阴盛证（实寒证）

概念 指寒邪（阴邪）侵袭人体而致的一种病证。

成因 外感或内生寒邪致病。

要点 寒属阴邪，有冷、凉的特点。

表现 恶寒喜暖，面色苍白，四肢欠温，腹痛拒按，肠鸣腹泻，或痰鸣喘嗽，口淡多涎，小便清长，舌苔白厚腻，脉迟或紧而有力。

歌诀 阴盛实寒证恶寒，面白肢冷痰鸣喘，
腹痛拒按肠鸣泻，口淡尿清脉紧结。

2. 阳盛证（实热证）

概念 指阳热之邪侵袭人体，由表入里所致的实热证。

成因 外感热邪或里热内盛。

要点 阳属热邪，有温、热的特点。

表现 壮热喜冷，口渴饮冷，面红目赤，烦躁或神昏谵语，腹胀满痛拒按，大便秘结，小便短赤，舌红黄苔而干，脉洪滑数实。

歌诀 阳盛实热证壮热，口渴昏谵烦躁甚，
腹胀满痛便秘结，舌红黄苔脉洪实。

3. 亡阳证

概念 指体内阳气极度衰微而表现出阳气欲脱的危重证候。

成因 阳气极虚、阴寒极盛、阴液大量丢失或中毒严重外伤等均可导致亡阳。

要点 阳气欲脱有冷象。

表现 以冷汗淋漓、汗质稀淡，神情淡漠，肌肤不温，手足厥冷，呼吸气微，面色苍白，舌淡而润，脉微欲绝等为证候特点。

歌诀 冷汗淋漓亡阳证，神情淡漠汗稀淡，
面色苍白手足冷，脉微欲绝气息微。

4. 亡阴证

概念 指体液大量耗损，阴液严重亏

乏而欲竭所表现出的危重证候。

成因 阴液极度亏损或阴液暴失。

要点 阴竭阳亢，有热象。

表现 以汗热味咸而黏、如珠如油，身灼肢温，虚烦躁扰，恶热，口渴欲饮，皮肤皱瘪，小便极少，面色赤，唇舌干燥，脉细数疾等为证候特点。

歌诀 大吐汗泻亡阴证，汗热味咸如油黏，
唇干尿少皮肤皱，脉细数疾虚烦扰。

亡阳证与亡阴证鉴别表

证型＼症状	汗出	四肢	其他	舌象	脉象
亡阳	汗出凉而淡	厥冷	面白，气微，不渴	舌淡而润	脉微欲绝
亡阴	汗热味咸而黏	温和	面赤，气粗，渴喜冷饮	舌红干	脉细数疾

第三节　八纲证候间的关系

歌诀 八纲关系共有三，相兼转化真假参，

两证同见叫相兼，证候转化性质变。
寒热虚实有真假，真象假象仔细辨。

一、证候相兼

八纲证候间的相互关系，主要可归纳为证候相兼错杂、证候转化、证候真假三个方面。

（一）表里同病

概念 表证和里证在同一时期出现，称表里同病。

成因 一类是外感病，由表证发展至兼见里证；或外感病未愈，复伤于饮食劳倦等。一类是内伤病未愈而又感外邪。

要点 既有表证又有里证。

表现 表里同病时，往往出现虚、实、寒、热等各种情况。现简述如下：

表里俱寒——里有寒而表寒外束，或外感寒邪，内伤饮食生冷等，均可引起此证。症状有头痛、身痛、恶寒、肢冷、腹痛、吐泻、脉迟等。

表里俱热——夙有内热，又感风热之邪，可见此证。症状有发热、喘而汗出、咽干引饮、烦躁谵语、便秘尿涩、舌质红、舌苔黄燥或见芒刺舌、脉数等。

表寒里热——表寒未解而里热已作，或里本有热而表受寒邪，可见此证。症状有恶寒发热、头痛、身痛、口渴引饮、心烦等。

表热里寒——素体阳气不足，或伤于饮食生冷，同时感受温热之邪；若表热证未解，过用寒凉药以致损伤脾胃阳气亦属此类。症状有发热汗出、饮食难化、便溏溲清、舌体胖、苔略黄等。

表里俱实——外感寒邪未解，内有痰瘀食积，可见此证。症状有恶寒发热、无汗、头痛、身痛、腹部胀满、二便不通、脉实等。

表里俱虚——气血两虚、阴阳双亏时可见此证。症状有自汗、恶风、眩晕、心悸、食少、便溏、脉虚等。

表虚里实——内有痰瘀食积，但卫气不固，可见此证。症状有自汗恶风、腹胀拒按、纳呆、便秘、苔厚等。

表实里虚——素体虚弱，复感外邪，可见此证。症状有恶寒发热、无汗、头痛身痛、时或腹痛、纳少或吐、自利等。

歌诀 表里同病八种见，寒热虚实结合现，
病位病性病势参，外感内伤同时摊。

（二）寒热错杂

概念 是指同一患者同一时间即有寒证的表现，又有热证的表现。是一种寒热同时并见的复杂病理现象。

要点 寒证与热证同时出现。

表现 寒热错杂可分为表里与上下两部分。表里的寒热错杂表现为表寒里热及表热里寒，详见表里同病。上下的寒热错杂表现为上热下寒及上寒下热。

上热下寒——患者在同一时间内，上部表现为热，下部表现为寒的证候。如既见胸中烦热，频欲呕吐的上热证，又见腹

痛喜暖，大便稀薄的下寒证，即属此类病证。

上寒下热——患者在同一时间内，上部表现为寒，下部表现为热的证候。例如，胃脘冷痛，呕吐清涎，同时又兼见尿频，尿痛，小便短赤。此为寒在胃而热在膀胱之证候。

上热下寒，上寒下热病因多由寒热错杂，病理为阴阳之气不相协调，或为阴盛于上，阳盛于下；或阳盛于上，阴盛于下所致。

歌诀 寒热错杂分两部，表里上下两纲目；
寒热错杂病位觅，病性不同药性异。

（三）虚实夹杂

概念 同一患者在同一时间存在着正虚与邪实两方面病变。

要点 正虚与邪实同见。

表现 有实证夹虚，虚证夹实，虚实并重三种情况。

实证夹虚——此证常常发生于实证过

程中正气受损的患者，亦可见于原来体虚而新感外邪的患者。它的特点是以实邪为主，正虚为次。

虚证夹实——此证往往见于实证深重，拖延日久，正气大伤，余邪未尽的患者；亦可见于素体大虚，复感邪气的患者。其特点是以正虚为主，实邪为次。

虚实并重——此证多见于以下两种情况：一是原为严重的实证，迁延时日，正气大伤，而实邪未减者。二是原来正气甚弱，又感受较重邪气的患者。其特点是正虚与邪实均十分明显，病情比较沉重。

歌诀 正虚邪实同时见，虚实夹杂三种现；
实中夹虚虚中实，虚实并重病难拾。

二、证候转化

（一）表里出入

1. 表邪入里

概念 表邪不解，内传入里，出现里证，即为由表入里。

成因 机体抗邪能力降低；邪气过盛；护理不当；失治误治。

要点 里证出现后，表证随之消失。

表现 脏腑的证候表现突出，原有之恶寒发热变成但热不寒或但寒不热，鼻塞喷嚏等症消失，浮脉不是主要脉象。

2. 里邪出表

概念 某些里证，病邪由里透达于肌表，则为由里出表。

成因 治疗、护理得当；机体抗病能力增强。

要点 病情减轻逐渐向愈。

表现 原有发热、腹胀胁痛、咳喘等里证，随着汗出，或麻疹透现，或出现斑疹、黄疸等，而发热等里证减轻。

歌诀 表邪入里寒热失，正虚邪实护理失；
里邪出表病向愈，正能胜邪护理剧。

（二）寒热转化

1. 寒证转化为热证

概念 是指原为寒证，后出现热证，而寒证随之消失的病变。

成因 外感寒邪未及时发散，而机体阳气偏盛，阳热内郁到一定程度，于是寒证变成热证；或是寒湿之邪郁遏而机体阳气不衰，常易由寒而化热；或因使用温燥之品太过，亦可使寒证转化为热证。

要点 热证出现后，原有的寒证消失。

表现 在疾病过程中，原有的寒象消失，逐渐出现热象。

2. 热证转化为寒证

概念 是指原为热证，后出现寒证，而热证随之消失的病变。

成因 邪热毒气严重的情况下，或因失治、误治，以致邪气过盛，耗伤正气，正不胜邪，功能衰败，阳气散失，故而转化为虚寒证，甚至表现为亡阳的证候。

要点 寒证出现后，原有的热证消失。

表现 在疾病过程中，原有的热象消失，逐渐出现寒象。

歌诀 寒证化热阳偏盛，温燥太过也可碰；

热证转寒示正衰，或者邪气太过盛。

（三）虚实转化

虚证与实证在一定条件下可以相互转化。

1. 实证转虚

概念 是指原为实证，后出现虚证，而实证随之消失的病变。

成因 病本为实证，由于失治、误治，病情迁延日久，虽然邪气渐去，而正气亦伤，逐渐变成虚证。

要点 虚证出现后，原有的实证消失。

表现 在疾病过程中，原有的实象消失，逐渐出现虚象。

2. 虚证转实

概念 是指原为虚证，后出现实证，而虚证随之消失的病变。

成因 病本为虚证，脏腑功能衰减导致体内各种代谢功能失常，产生邪实停留体内，成为实证。

要点 实证出现后，原有的虚证消失。

表现 在疾病过程中，原有的虚象消失，逐渐出现实象。

歌诀 实证转虚病情长，邪气渐去正亦伤，
虚正转实代谢异，邪实停留体内矣。

三、证候真假

（一）寒热真假

当疾病发展到寒极或热极的时候，有时会出现与疾病本质相反的一些假象，如“寒极似热”即为真寒假热；“热极似寒”即为“真热假寒”。

1. 真热假寒

概念 内有真热而外见假寒的危重证候。

成因 阳盛格阴。

要点 热是疾病的本质，而寒是假象。

表现 真热——可见身热恶热，烦渴喜冷饮，咽干，小便短赤，大便燥结，舌红苔黄而干。

假寒——四肢厥冷，但却不欲近衣被。

根据其阳热闭郁而致手足厥冷的特点，又把它叫作“阳厥”。

2. 真寒假热

概念 内有真寒而外见假热的危重证候。

成因 阴盛格阳。

要点 寒是疾病的本质，而热是假象。

表现 真寒——可见精神委靡，形体倦怠，形寒肢冷，小便清长，大便稀溏。

假热——格阳于上：面红、口渴。

格阳于外：身热、脉大。

仔细分辨：面虽红，但如妆，或游移不定。

口虽渴，但喜热饮，饮量不多。

身虽热，但喜近衣取暖。

脉虽大，但无力。

3. 真假寒热辨别要点

（1）了解疾病发展全过程，一般情况下假象多出现在疾病的后期，而真象多始终贯穿疾病全过程。

（2）假象的出现，多在四肢，皮肤和面色方面，而脏腑、气血、津液等方面的内在表现，是如实的反映了疾病的本质，故辨证时应以里证、舌象、脉象等作为诊断的依据。

（3）假象毕竟和真象不同，如假热之面赤，是面色白而仅在颧颊上浅红娇嫩，时隐时现，而真热的面红却是满面通红；假寒常表现为四肢厥冷，而胸腹部却是大热，按之灼手，或周身寒冷而反不欲近衣被；真寒是身蜷卧，欲得衣被。

歌诀 阴盛格阳见假热，阳盛格阴为假寒，
假象多在表面寻，四肢皮肤面色假。
脏腑气血多现真，里证舌脉作参考。

（二）虚实真假

当病情发展到比较严重阶段或比较复杂时，有时会出现假虚或假实的情况，即所谓“至虚有盛候”“大实有羸状”。

1. 真虚假实（假实证）

概念 疾病的本质是虚证，虚羸之中

反见某些实盛现象的证候。

成因　脏腑虚衰，气血不足，运化无力，以致阻闭不通、不利，而见某些似实的假象。

要点　虚是疾病的本质，而实是假象。

表现　真虚——纳食减少，疲乏无力，舌胖嫩苔润滑，脉虚无力等表现。

假实——腹胀，腹满，腹痛。

仔细分析：腹虽胀满，但有时减轻。

腹虽痛，但喜按。

2. 真实假虚（假虚证）

概念　疾病的本质是实证，大实之中反见虚羸现象的证候。

成因　实邪内阻，大积大聚，经脉阻滞，气血不通，因而出现一些类似虚证的假象。

要点　实是疾病的本质，而虚是假象。

表现　如阳明腑实证。

真实——见到大便秘结，腹痛持续不减又常拒按，潮热谵语，舌苔黄燥等实证的表现。

假虚——又可见到脉沉，精神沉默，四肢不温等类似于虚证的表现。

仔细分辨：脉虽沉但沉实有力。

精神沉默但说起话来却声高气粗。

四肢不温但身大热。

3. 虚实真假辨别要点

辨别虚实真假，应注意下述几点：

（1）脉象的有力无力，有神无神；浮候如何，沉候如何。尤以沉取之象为真谛。

（2）舌质的嫩胖与苍老，舌苔的厚腻与否。

（3）言语发声的高亮与低怯。

（4）患者体质的强弱，发病的原因，病的新久，以及治疗经过如何。

歌诀 虚实真假仔细辨，舌质嫩胖与苍老，
脉象有力与无力，发声高低体质考。

第六章　病因辨证

第一节　外感病因辨证

歌诀　外感病因属六淫，风寒暑湿燥火邪，
更有疫疠致病急，各种邪气要记清。

病因辨证，是在中医学基础理论，尤其是中医病因学的指导下，对患者的症状、体征、病史等进行辨别、分析、判断、综合，以确定患者具体病因的思维过程和辨证方法，也称为“审证求因”。它可看作是八纲辨证在病因方面的深化和具体化。

一、六淫辨证

（一）风淫证候

概念　外感风邪引起的证候统称为风淫证候，亦称为外风证。

成因　外感风邪。

要点 外风证的辨证要点为恶风、汗出、喉痒、脉浮，或瘙痒隐疹，或肢体异常运动，以及症状出没无常、变化迅速等临床特点。

表现 伤风——发热恶风，汗出，鼻塞，咽痒，咳嗽，舌苔薄白，脉浮缓。

风疹——恶风，皮肤瘙痒，隐疹，漫无定处，遇风尤甚，瘙痒处出现皮疹与肿块。

风痹——发热，恶风，四肢关节或周身关节呈游走性疼痛。

风中经络——面部麻木不仁，口眼㖞斜，甚则流涎，肢体麻木，但无神志症状。

破伤风——外伤后身体强直，口噤不能开，腰脊反折，四肢抽搐。

麻风——须眉脱落，鼻柱崩坏，皮肤伤损，肢体伤残。

风水——浮肿猝发于颜面、眼睑，然后遍及全身。

歌诀 风淫恶风并汗出，喉痒隐疹伴脉浮，口㖞局麻强直颤，风痹风水破伤风。

（二）寒淫证候

概念　外感寒邪引起的证候统称为寒淫证候，亦称为外寒证。

成因　外感寒邪。

要点　确定本证的基本依据是恶寒肢冷、局部冷痛而喜暖、苔白滑。实寒证寒从外入，起病突然，恶寒而得温不解，疼痛较剧，脉紧有力；虚寒证阳气衰弱，寒从内生，起病徐缓，畏寒而得温可解，疼痛较轻，脉弱无力。

表现　伤寒——恶寒发热，无汗，头身痛，喘咳，苔薄白，脉浮紧。

寒痹——关节疼痛剧烈，得热则舒，遇寒加重，痛处较为固定。

中寒——上吐清水，下则肠鸣泄泻，脘腹疼痛。

歌诀　寒淫证候寒象生，伤寒中寒寒痹撑，
中寒吐泻脘腹痛，寒痹关节痛剧烈。

（三）暑淫证候

概念　外感暑邪引起的证候统称为暑淫证候，简称暑证。

成因　外感暑邪。

要点　临床上诊断暑证，要抓住三点：

一是时当夏季，气候炎热。

二是见阳热内盛的表现。

三是见耗气伤津的症状。

表现　伤暑——恶热，汗出，口渴，疲乏，尿黄，舌红，苔白或黄，脉虚数。

中暑——身热，汗出不止，大渴，头痛，呼吸气急，心烦，呈极度乏力状态，面垢，甚至昏迷，惊厥。

歌诀　暑淫证候夏独见，阳热内盛耗气津，
伤暑恶热大汗出，口渴疲乏伴尿黄，
中暑深入心肝脏，惊厥昏迷乏力极。

（四）湿淫证候

概念　外感湿邪引起的病证统称为湿淫证候，亦称为外湿证。

成因　外感湿邪。

要点 以局部或全身重困、痞闷、分泌排泄物增多而秽浊、舌苔厚腻为辨证要点。

表现 伤湿——头胀痛，胸闷，身重痛，体倦，口不渴，小便清长，舌苔白滑，脉濡缓。

冒湿——首如裹，遍体不舒，四肢懈怠，脉来濡弱。

歌诀 伤湿头胀身重痛，体倦不渴尿清长，
冒湿脉濡首如裹，遍体不舒四肢怠。

（五）燥淫证候

概念 外感燥邪引起的证候统称为燥淫证候，亦称为外燥证。

成因 外感燥邪。

要点 外燥证多见于秋季，以口鼻、咽喉、肌肤干燥，干咳无痰或痰少而黏、难于咯出，以及轻微表证为辨证要点。

表现 常见口唇、鼻孔、咽喉干燥，皮肤干燥甚至皲裂，毛发干枯，干咳无痰，或痰少而黏，不易咯出，或痰中带血，气

喘胸痛，口渴多饮，小便短少，大便干结，或恶风发热，头身酸痛，咽喉不利，舌苔干燥，脉浮细。

歌诀 燥淫秋季最常见，口鼻咽喉肌肤燥，
干咳无痰燥伤肺，舌苔干燥小便少。

(六) 火 (热) 淫证候

概念 凡外感火（热）邪所致的病证统称为火（热）淫证候。

成因 外感火（热）邪。

要点 本证以壮热恶热、面赤渴饮、狂躁出血、局部红肿热痛并化脓、舌红绛等为辨证的着眼点。

表现 发热恶热，面红目赤，头目胀痛，渴喜冷饮，尿短黄热，便秘，或暴吐暴泻，心烦失眠，或狂乱妄动，神昏谵语，强直抽搐，或各种急性出血及斑疹，或局部红肿热痛而化脓成疮疡，舌红绛，苔黄燥或灰黑起芒刺，脉滑数有力。

歌诀 火淫壮热面赤渴，尿黄便秘失眠多，
红肿热痛化脓疮，出血狂躁谵语昏。

二、疫疠辨证

概念　疫疠是中医对急性、烈性传染病的总称。

成因　外感疫疠之毒。

要点　疫疠辨证以传染性强、症状相似、发病急、病情重、传变快为要领。其特点是：

① 传染性强，流行面广，一旦流行，疫区内无论老幼男女，触之即病。

② 发病急骤，病情危笃，传变迅速。

③ 疠气多从口鼻而入，各种疠气在脏腑经络的定位有其特异性，因此，同一种疫疠的症状相似。

④ 疠气的形成和疫疠的流行需要一定的自然、社会条件，如气候反常，洪水泛滥，战乱频仍，生活贫困，环境卫生极差等。

表现　疫疠可分为燥热疫和湿热疫两大类。

燥热疫：大热大渴，头痛如劈，两目昏瞀，或狂躁谵妄，咽痛喉烂，骨节烦疼，腰如被杖，或吐衄发斑，或绞肠痛绝，或抽搐强直，或猝然仆地不省人事，舌绛苔焦或生芒刺，脉浮大数或沉数等。

湿热疫：憎寒发热，嗣后但热不寒，午后热甚，头痛身痛，或腹痛吐泻，或猝发黄疸，或神昏谵语，或痰喘肿胀，舌质红绛，苔浊腻或白厚如积粉，脉濡数等。

歌诀 烈性传染属疫疠，燥热湿热疫要分，
症状相似发病急，病情笃重传变快。
大热大渴头如劈，咽痛喉烂发斑衄，
腹痛吐泻猝发黄，昏谵舌绛积粉苔。

第二节 情志内伤辨证

歌诀 情志内伤情感病，喜怒忧思悲恐惊，
七情对应伤脏腑，气血失调而发病。

概念 情志内伤，是指情感、思维等精神活动过分突然、强烈或持久，超过了

个体心理、生理所能承受的限度，从而引起脏腑气血失调而发病。情志内伤辨证，就是通过辨证以确定患者情志内伤的具体病因和病机。

成因　情感、思维等精神活动过分突然、强烈或持久，超过了个体心理、生理所能承受的限度。

要点　情志内伤辨证的要点有四：

一是通过问诊可了解到患者此次发病与某种情志过激的内在联系，或性格孤僻、内向，或夙有其他心理缺陷等病史。

二是临床表现中有精神失调的症状、体征。

三是其症状复杂多样，且往往随患者的情绪波动而发生变化。

四是情志过激主要伤及心、肝、脾三脏，因此，以这三脏的临床表现为主。

表现　不同情志的过激引起不同的病机和证候。

①怒则气上：可见眩晕耳鸣，头目胀

痛，面红目赤，烦躁失眠，或吐血衄血，甚则昏仆、中风。同时，肝气亢盛乘克脾胃，可见胁下、脘腹胀痛或窜痛，呕恶食少，泄泻不爽等。

②喜则气缓：可见注意力不能集中，反应迟钝，心悸易惊，失眠多梦，甚则哭笑无常或大笑不止，语无伦次，狂乱妄动。

③悲（忧）则气消：干咳少痰，气短咽干，神疲乏力，闷闷不乐，吁叹饮泣，面白无华，甚则咯血或痰中带血，胸痛，消瘦。

④恐则气下：可见滑精，早泄，月经不调，滑胎，白浊，遗尿，腰膝酸软，精神不振，健忘，重则昏厥，二便失禁。

⑤惊则气乱：可见惊悸，怔忡，胆怯，失眠惊叫，情绪波动，健忘失眠，甚则思维紊乱，痴呆，癫狂，或突然晕厥。

⑥思则气结：可见反应迟钝，表情淡漠，神思恍惚，食少纳呆，胸闷嗳气，脘

痞腹胀，二便不畅等。

歌诀 情志内伤要点四，精神失调症分明，
症随情绪波动密，情志主伤心肝脾。
怒则气上喜气缓，悲忧气消闷不乐，
恐则气下惊气乱，思则气结反应缓。

第三节 劳伤辨证

歌诀 劳逸失度最伤人，五脏六腑皆虚损，
起病缓慢病程长，证候特点各不同。

概念 所谓劳伤，是劳逸失度而伤人致病的简略语。劳伤辨证，就是通过辨证以确定患者劳伤的具体病因。

成因 劳逸失度。

要点 辨证时应抓住以下三点：有过劳或过逸的经历；起病缓慢而症状逐渐显现；不同劳伤病因的病机、证候重点不同，如劳力过度导致脾肺气虚及筋骨损伤的证候，劳神过度导致心血不足和脾失健运的证候，房劳过度导致肾虚证候，而过逸少

动则导致气血虚弱及气血瘀滞的证候。

表现 劳伤致病的临床表现按其具体病因分述于下。

①劳力过度：常表现为两种证型：

一是脾肺气虚津亏证，可见汗多口干，气短乏力，嗜睡体倦，神疲懒言，食欲缺乏，小便短黄等。

二是筋骨损伤证，可见局部或全身酸软、胀痛、不适，多发生于腰背、四肢关节等用力部位，常伴有轻度压痛、活动受限等症状。

②劳神过度：可见头晕眼花，视力下降，心悸健忘，神思恍惚，心烦失眠，食少纳呆，脘痞嗳气，腹胀矢气，排便困难或便溏等症状。

③房劳过度：可见腰膝酸软疼痛，眩晕耳鸣，神疲健忘，齿摇发脱，尿频夜尿，或尿后余沥不尽，白浊，性欲下降，或遗精滑精、阳痿早泄，或月经不调、滑胎不孕等症状。

④过逸少动：可导致虚、实两种病理变化：

脾胃功能减退，气血渐弱：可见头昏心悸，身倦乏力，动则汗出、气喘，食少纳呆，面白少华，日渐消瘦，易感冒，舌淡或瘦，脉细无力。

气血运行迟缓，渐至气滞血瘀，痰湿内停，经络痹阻：可见胸闷腹胀，二便不利，四肢胀痛、麻木、酸软，关节肿胀而活动不便，形体肥胖或沉重，易发眩晕、心痛、中风等病。

歌诀 劳逸失度谓劳伤，劳力劳神并房劳，
劳力多见脾肺虚，神疲懒言体倦虚。
劳神多为心脾虚，心悸健忘食少居，
房劳过度最伤肾，腰膝酸软头晕鸣，
发脱齿摇夜尿频，阳痿早泄胎不孕。
过逸少动并虚实，气血可虚也可滞。

第四节　食积辨证

歌诀　饮食失宜食积病，暴食酗酒为常见，
可滞胃脘和肠道，病因病位要分清。

概念　暴饮暴食、过食肥甘厚味或酗酒，以致饮食停滞于胃肠道而不能及时运化，遂形成食积证。食积辨证，就是通过辨证以确定食积病因及病位。

成因　饮食失宜、酗酒或过食肥甘厚味。

要点　诊断食积，以脘腹胀满或痛、嗳腐吞酸、纳呆厌食、舌苔垢腻、脉滑有力为基本依据。

表现

食滞于胃脘：胃脘胀满或作痛，嗳腐吞酸，纳呆厌食，恶心或吐出酸腐不化的食物，舌苔厚腻浊垢，脉滑有力。

食滞于肠道：脐腹胀满作痛，肠鸣而矢气频传，大便不爽，泄出糊状、水样粪

便而臭如败卵，或便秘，苔微黄而根厚腻，脉沉滑。

歌诀 食滞胃脘胀满痛，嗳腐吞酸饮食呆，
甚至厌食舌苔垢，脉滑有力暴饮食。
食滞肠道脐腹胀，矢气频传并鸣肠，
大便不爽泄糊状，臭如败卵脉沉滑。

第五节　虫积辨证

歌诀 虫积责之寄生虫，耗损营血碍气机，
确定虫类和病性，其中蛔虫较常见。

概念　虫积证是指某些寄生虫侵入人体发育繁殖，耗损营血、阻碍气机所表现的一类证候。其中，肠道寄生虫，特别是蛔虫引起的病证比较常见。虫积辨证，就是通过辨证以确定寄生虫种类和虫积性质。

成因　肠道寄生虫作为病邪侵入人体繁殖发育。

要点　虫积辨证的着眼点，一是腹痛时作时止，吐虫便虫，或触及虫团；二是

面黄肌瘦等营养不良的表现；三是大便镜检发现虫卵。

表现

虫积肠胃，腑气紊乱：脐周腹痛，时作时止，腹部可触及条索状虫团，胃脘嘈杂，大便失调，或吐虫便虫，或嗜食异物，或睡中　齿，或面目虫斑，或发“蛔厥”等。

气血暗耗、营养不良：面色萎黄，形体消瘦，神疲乏力，头晕心悸，唇爪淡白无华，舌淡，脉细弱等。

歌诀　虫积肠胃腑气乱，脐周腹痛触虫团，
营养不良色萎黄，睡中龂齿面虫斑。
吐虫便虫嗜异物，头晕消瘦唇爪淡。

第六节　外伤辨证

歌诀　外力损伤为外伤，辨证内容范围广，
病因病机较明确，损伤程度细分析。

概念　外伤是对各种外力或外物直接

作用于人的形体所造成的组织、器官、脏腑损伤的总称。外伤辨证，就是通过辨证以确定具体的外伤病因、损伤程度和病机。

成因　外力或外物直接作用于人的形体所造成的损伤。

要点　凡外伤一般皆有明显的外伤史，伤后立即或很快发病；受伤处多有疼痛、压痛，活动受限，或见青紫、肿胀，或见伤口、流血；而脱臼、骨折、内出血、脏腑内伤等可借助影像学检查确诊。

表现

软组织挫伤：可见受伤局部气滞血瘀所致的疼痛、肿胀、青紫、活动受限、压痛等症。

体表创伤：可见浅深不等的伤口、流血、疼痛。

受热毒或湿热侵袭：可伴局部红肿热痛、化脓、溃烂而难愈合。

脱臼和骨折：伴局部肿痛、拒按，功能障碍或关节固定。

脏腑及其血管损伤：较轻者局部疼痛、压痛，少量出血，有关脏腑功能轻度障碍，重者可致大出血、呼吸困难、神昏、气脱直至死亡。

至于烧烫伤、冻伤、雷电击伤、溺水等表现各具特点，不一一列举。

歌诀 外伤必有外伤史，发病迅速痛不止，
常见肿胀和青紫，重则脱臼骨折血。

第七章　气血津液辨证

气、血、津液是人体维持生命活动所必需的营养物质和动力，因此，他们的不足和运行、输布的失常，是人体患病的基本病机的重要组成部分。中医诊病时，运用气血津液理论，去辨别、分析、判断、综合患者的病情资料，从而确定其气、血、津液的具体病机、证型的思维过程和辨证方法，就是气血津液辨证。

气血津液辨证既是八纲辨证在气、血、津液不同层面的深化和具体化，也是对病因辨证的不可缺少的补充。病因辨证重在确定病因、病邪，而气血津液辨证重在诊察患者体内生命物质的盈亏及其功能状态。同时，气、血、津液总是同脏腑的功能活动联系在一起的，因此，学习气血津液辨证的内容应与相关脏腑的功能失调结合起来，并同第八章“脏腑辨证”的内容相互参照。

第一节　气病辨证

歌诀　气病辨证类型多，气虚气陷和气脱，
气滞气逆加气闭，气虚不固失津液。

一、气虚证

概念　人体之气不足导致气的基本功能减退的虚弱证候。

成因　素体虚弱正气不足；久病损伤正气。

要点　以神疲乏力、气短息弱、声低懒言、动则加重为辨证要点。

表现　神疲乏力，气短息弱，声低懒言，或面白少华，头晕，自汗，易感冒，活动后诸症加重，舌淡嫩，脉虚弱。

歌诀　气虚活动症加重，疲倦乏力头晕眩，
自汗少气又懒言，舌淡脉虚无力宣。

二、气陷证

概念 因气虚而升举乏力、清阳下陷所表现的虚弱证候。气陷证多由气虚证发展而来。

成因 正气亏虚时间较长，导致清阳下陷升举无力。

要点 以腰腹气坠感、久泻久利不止及脏器下垂，加上气虚证的一般表现为辨证的着眼点。

表现 腰腹气坠感，久泻久利不止，便意频频，白浊带下，或胃、肾下垂，脱肛，阴挺，头晕眼花，面色　白，耳鸣，气短不能接续，及气虚证的其他表现。

歌诀 气陷气虚升举失，脏器下垂腹胀坠，
久泻倦怠头目昏，舌淡脉弱小便频。

三、气虚不固证

概念 因气虚而导致气对精、血、津液的固摄功能减退所表现的虚弱证候。本

证多从气虚证发展而来。

成因 素体虚弱正气不足或久病损伤正气致使固摄失司。

要点 凡津液、血、精三者之一过度耗泄的症状，如汗多、二便失摄、慢性出血、滑精、滑胎之类，再加上一般气虚的表现，便是诊断本证的主要凭据。

表现 自汗不止，尿频清长，尿后余沥不尽，遗尿，二便失禁，涎唾、涕、泪清稀量多；各种慢性出血症；滑精早泄，月经、白带过多，滑胎；气虚证的一般表现。

歌诀 气虚不固津血精，自汗尿频余沥清，
滑精早泄经滑胎，涎唾涕泪清稀带。

四、气脱证

概念 元气衰极而气欲外脱的危急证候。气脱乃全身功能极度衰竭的病理变化，若未能及时抢救，便会气绝而死亡。

成因 邪气极盛或正气极虚导致气欲

外脱。

要点 气脱证出现于疾病晚期或急症的生命垂危阶段，一般以呼吸、脉搏的极度微弱、神识昏愦、二便失禁、脉微欲绝等作为辨证的基本点。

表现 呼吸微弱而不规则，神情淡漠或昏愦无知，大汗不止，口开目合，手撒身软，二便失禁，面色苍白，脉微欲绝等。

歌诀 气脱证见性命危，呼吸微弱汗不止，
神情淡漠或昏愦，面色苍白脉绝微。

五、气滞证

概念 人体某一脏腑，某一部位气机阻滞，运行不畅所表现的证候。

成因 外邪入侵阻滞气机；情志内伤气机郁结。

要点 闷胀疼痛；同时，其症状时发时止，时轻时重，部位不定，常因情志不舒而诱发或加重，因情志舒畅或太息、嗳气或矢气而减轻。

表现 闷胀疼痛由于气滞部位不同，故表现各异。

如：肺气壅滞——胸满而闷痛，咳嗽喘促；肝气壅滞——胁肋胀痛，或胸胁串痛，以及乳房作胀，随情绪变化而增减；胃脘气滞——胃脘胀痛，嗳气频作；肠道气滞——腹胀、走窜疼痛，矢气则舒，或便秘，里急后重。

歌诀 气机阻滞气滞证，气行不畅闷胀痛，
胀痛走窜不固定，时作时止时轻重。

六、气逆证

概念 人体的气机升降运动发生障碍，气应降而不降，反而上逆的病证。

成因 外感六淫或七情内伤导致气机上逆。

要点 病位在肺、胃、肝。以咳、喘、呕、呃、眩、厥为特征。

表现 肺气上逆——咳嗽喘息；胃气上逆——呃逆，嗳气，恶心，呕吐；肝气

上逆——头痛眩晕，昏厥，甚或呕血。

歌诀 气逆病在肺胃肝，升发太过气上冲，
肺逆咳嗽喘息生，胃逆呃逆嗳呕吐。
肝逆呕吐厥晕痛，肾不纳气亦包容。

七、气闭证

概念 人体某些脏腑及其官窍的气机闭塞不通所引起的危急证候。

成因 邪气阻滞于孔窍，气机闭塞不通。

要点 发病突然，常以突然昏仆、窒息、绞痛、肢冷、二便不通为主症，病程较短，病情重笃而危急。

表现 突然昏仆或神昏，喘急窒息，头、胸、腰、腹等处剧痛或绞痛，四肢厥冷，胸闷腹胀，二便不通，舌暗苔厚，脉沉实或涩、伏。

歌诀 气闭发病多危急，突然昏仆或窒息，
绞痛肢冷二便闭，脏腑及其官窍闭。

第二节 血病辨证

歌诀 血病辨证分虚实，血虚为虚血瘀实，
病性病位要分清，实中有虚虚夹实。

一、血虚证

概念 血液不足，对脏腑、组织、器官、经脉的滋养濡润作用减退的病证而言。

成因 正气不足化生乏源；吐血衄血便血等出血性疾病导致耗血过多。

要点 面唇淡白或萎黄，头晕眼花，心悸失眠，舌淡脉细。

表现 面白无华或萎黄，口唇爪甲淡白不荣，头晕眼花，心悸失眠，手足发麻，妇女经血量少色淡，愆期甚或闭经，舌淡苔白，脉细无力。

歌诀 血虚肢麻心悸梦，面白眼花头昏蒙，
经闭愆期伴量少，唇舌淡白脉细松。

二、血瘀证

概念　脉管内血液运行迟滞，或血溢脉外而停蓄体内所引起的证候。

成因　寒邪使血液凝滞，火热之邪灼伤津血致瘀，气机阻滞血行不畅致瘀。

要点　血瘀证起病较缓，病程较长，常以局部刺痛拒按、肿块质硬及面、唇、舌的色泽改变等为辨证着眼点。

表现

①疼痛：痛如针刺或刀割；疼痛部位固定不移；夜间疼痛明显；压痛拒按。

②肿块：瘀血在体表则形成青紫色；瘀血在腹腔内部可触及坚硬有形的块状物。

③反复出血：瘀血引起的出血是出出停停，反复不已。

④紫绀：唇舌爪甲紫暗；也可见面色黧黑，皮肤粗糙如鳞甲。

⑤脉涩。

歌诀　血瘀局部硬胀肿，固定拒按针刺痛，唇舌青紫瘀斑点，出血反复脉涩停。

三、血热证

概念 热（火）邪侵入血分而迫血妄行所表现的证候。

成因 外感或内生热（火）邪深入血分，动血耗血。

要点 血热证以出血势急、量多而色鲜红，或疮疡红肿热痛，伴烦躁、狂乱、舌红绛、脉数有力等为辨证要点。

表现 咳血、吐血、鼻衄、齿衄、尿血、便血、肌衄、月经过多、崩漏等急性出血症，血色鲜红质稠，身热夜甚，面红目赤，口干而饮水不多，尿短黄，或烦躁狂乱，神昏谵语，或皮疹紫红密集，或疮疡红肿热痛，舌质红绛，脉滑数或弦数。

歌诀 血热身热夜热盛，诸般出血量多鲜，
烦躁口干尿短黄，脉数舌绛伴昏谵。

四、血寒证

概念 寒邪客于血脉，凝滞气机，血行不畅所表现的证候。

成因 外感或内生寒邪凝滞血脉。

要点 以局部冷痛、剧痛或肿胀、青紫，得温则减，舌淡紫苔白滑，脉沉迟或弦涩等为辨证要点。

表现 手足、颜面、耳垂等处冷痛、麻木、肿胀、青紫甚至溃烂，或关节、颠顶、胸、腹等处冷痛、拘急或剧痛难忍，或痛经而小腹剧痛冷痛，得温则减，遇寒加重，月经愆期，经色紫暗夹血块，恶寒肢凉，面唇青紫，舌淡紫苔白滑，脉沉迟或弦涩。

歌诀 血寒局部麻冷痛，得温则减遇寒重，
月经愆期经色暗，舌紫苔滑脉沉涩。

第三节　津液病辨证

歌诀　津液亦可生病变，津液亏虚最常见，
津液内停需细分，水饮不同或生痰。

一、津液亏虚证

概念　由于津液亏少，全身或某些脏腑组织器官失其濡润滋养而表现的证候。属内燥证。

成因　水分摄入不足；津液消耗过多。

要点　以各种干燥的症状为辨证要点。

表现　皮肤干枯瘙痒，毛发枯槁。烦渴、消渴。双目干涩、口腔鼻咽干燥、唇燥裂。小便短少、大便秘结，苔干，脉细。

歌诀　津液亏虚体失养，皮干目涩毛枯槁，
唇焦舌燥干渴生，便秘尿少脉细数。

二、津液内停证

津液的输布、排泄障碍，就会导致津

液内停而变生痰、饮、水、湿等病理产物，进而形成痰证、饮证、水证。下面具体介绍痰、饮、水三证。

（一）痰证

概念 由痰邪引起的证候统称痰证。

成因 诸种因素（如外感六淫、饮食不当、情志刺激等）影响肺脾肾的气化功能，以致不能输布水液而停聚，凝结久而成痰。

要点 有形之痰，有物可见、有声可听或有形可触；无形之痰，则可据上述特定症状，加上苔腻脉滑，推断而定。

表现

从痰的特征而言：

风痰——喉中痰鸣。

寒痰——咳吐稀白痰。

热痰——咳吐黄稠痰。

湿痰——痰多易出。

燥痰——痰少而黏或痰中带血。

从痰所停的部位而言：

肺——咳喘咯痰，痰质黏稠，喉中痰鸣，胸闷。

胃——呕吐痰涎，脘痞眩晕。

心——心悸失眠，神识迷蒙或昏仆，癫，狂，痫，痴，舌强言謇。

咽喉——梅核气。

经络、肌肤、关节——痰核，瘿瘤，瘰疬，乳癖，关节肿痛而屈伸不利，肢体麻木，半身不遂；并见苔腻，脉滑。

歌诀 风痰痰生动肝风，㖞僻舌强眩晕蒙，
舌苔白腻脉弦滑，突然昏仆喉痰鸣。
痰与火热互结证，痰黄黏稠咽肿痛，
发热咳嗽便秘红，舌红苔黄脉滑数。
寒痰畏寒四肢冷，咳嗽喘促痰稀清，
大便溏薄小便清，舌淡苔白脉沉迟。
燥痰干咳身胸痛，痰少难咯或带红，
鼻咽干燥烦渴生，舌红苔少脉细数。
湿痰胸脘满闷撑，咳嗽呕恶痰多涌，
纳呆身重困倦增，舌淡白腻脉濡缓。

（二）饮证

概念　饮邪引起的证候均称为饮证。

成因　脏腑功能失调，以致水液停积凝聚而成。

要点　饮证以咳痰清稀量多、呕吐清涎、胃脘振水音和肠鸣音、胸胁积水征及舌淡、苔滑、脉弦等为辨证依据。

表现　呕吐清稀涎水，脘痞腹胀，胃脘振水音，肠鸣漉漉，大便泄泻，称为痰饮；咳嗽痰白、量多而清稀，气喘息涌，张口抬肩，不能平卧，胸膈胀闷，背心恶寒，或伴哮鸣，称为支饮；胸胁饱满胀痛，按之有波动感，咳唾、转侧则痛剧，称为悬饮；肢体疼痛沉重而肿，小便不利称为溢饮；舌淡胖苔白滑，脉沉弦。

歌诀　痰饮脘痞腹胀生，呕吐涎水稀且清，
胃脘振水音漉漉，大便泄泻肠鸣称。
悬饮水留胁痞撑，胸胁饱满胀痛生，
舌苔白滑脉沉弦，呼吸咳唾引胁痛。
溢饮水溢尿不利，肢体疼痛沉重肿。

支饮胸脘痰白清，咳逆倚息难卧平。
或伴哮鸣胸膈闷，张口抬肩喘不息。

（三）水证

概念 水液停聚体内，引起头面、肌肤、四肢、胸腹或全身浮肿者，为水肿。

成因 外感风邪或水湿浸淫导致水湿停聚；病久正虚，劳倦内伤，房事不节导致水湿不化。

要点 以全身或局部水肿，尤其是颜、睑、足胫浮肿，按之凹陷而不起，小便不利，或有腹水为辨证着眼点。

表现 水肿，按之肌肤凹陷而不能即起，小便短少，或腹部胀大，按之有波动感如水囊，叩之音浊，舌胖苔润，脉濡缓。若浮肿先见于眼睑、颜面，迅速遍及全身肌肤，伴发热恶风，头痛身疼，咽喉不利或肿痛，咳嗽，小便黄赤，舌暗苔腻，脉浮数，为阳水；若水肿先见于足胫、下肢，逐渐发展至全身，伴脘痞腹胀，恶心呕吐，食少纳呆，神疲乏力，畏寒肢冷，或伴气喘不能平卧，眩晕心悸，大便溏薄，舌淡苔白滑，脉沉细，为阴水。

歌诀 水证全身局部肿，小便不利脉濡缓，
头面先肿是阳水，足胫先肿是阴水。

阳水、阴水鉴别表

	阳水	阴水
病性	多为实证、热证、表证	多为虚证、寒证、里证
病因	外感风邪或水湿浸淫	病久正虚，劳倦内伤，房室不节
辨证要点	发病急，来势猛，水肿先见眼睑、头面，上半身肿甚	发病缓，来势徐，水肿先从足部开始，腰以下肿甚
病机	肺失宣降，三焦壅滞	脾虚、肾虚
兼症	兼表证或热证	兼虚证、寒证
治法	发汗行水	温阳利水

第四节 气、血同病辨证

歌诀 气血同病较复杂，气血两虚多见它，
气滞气虚可血瘀，气不摄血见出血，

气随血脱证候危，失血过多发展来。

一、气血两虚证

概念 气虚证和血虚证同时存在的复合证候。

成因 气虚化生血液不足导致血虚。

要点 气虚证和血虚证的表现共见。

表现 面色淡白无华或萎黄，气短懒言，眩晕心悸，神疲乏力，失眠健忘，唇爪色淡，或食少无味，形体消瘦，或手足麻木，肢体酸困，舌淡苔薄白，脉细弱。

歌诀 气血两虚合并见，面白乏力晕气短，
舌淡苔白脉细弱，失眠健忘唇爪淡。

二、气虚血瘀证

概念 气虚运血无力导致血液瘀滞于体内所产生的证候。

成因 气虚无力推动血液运行。

要点 气虚证和血瘀证的表现共见。

表现 面色淡白无华或晦滞青灰，神

疲乏力，气短懒言，食少纳呆，或局部青紫、肿胀、刺痛不移而拒按，或肢体瘫痪、麻木，或可触及肿块而质硬，舌淡紫或有瘀点瘀斑，脉细涩。

歌诀 气虚血瘀虚致瘀，面白乏力少言语，
局部青紫刺痛块，舌紫瘀斑脉细涩。

三、气不摄血证

概念 气虚摄血无力导致血液溢于脉外的证候。

成因 气虚无力摄血。

要点 以慢性出血症状和气虚证共见。

表现 吐血、便血、尿血、齿衄、肌衄、崩漏等慢性出血，面白无华，气短懒言，神疲乏力，头晕心悸，食少纳呆，腹胀便溏，舌淡嫩苔薄白，脉弱或芤。

歌诀 气不摄血多脾虚，吐便尿血并崩漏，
神疲乏力头晕悸，失血日久脉可芤。

四、气随血脱证

概念 由于大失血而引起气脱的危重证候。

成因 失血过多致使气脱。

要点 大出血的同时，出现气少息微、大汗淋漓、神情淡漠或昏愦等气脱征象。

表现 大量出血（如吐血、鼻衄、咯血、便血、崩漏、产后大出血、创伤出血等）的同时，出现面色苍白，气少息微，大汗淋漓，四肢厥冷，神情淡漠或昏愦，二便失禁，舌淡而枯瘦，脉微欲绝或浮数无根。

歌诀 气随血脱命垂危，出血伴见气息微，
冷汗肢厥神昏愦，二便失禁脉绝微。

五、气滞血瘀证

概念 由于气机郁滞而导致血行瘀阻的复合证候。

成因 气机郁滞导致血行不畅而瘀滞。

要点 气滞证和血瘀证。

表现 身体局部痞满、胀痛、窜痛，继之出现刺痛、拒按而不移；或肿块坚硬，局部青紫肿胀；或情志抑郁，急躁易怒，健忘失眠，甚则狂乱；或面色晦暗青紫，皮肤青筋暴露或见丝状血缕，肌肤甲错；或妇女乳胀、痛经、闭经、产后恶露不尽，血色紫暗夹血块；舌紫暗或有瘀点瘀斑，脉弦涩或结代。

歌诀 气滞血瘀气滞先，满胀窜痛又失眠，
刺痛拒按肿块硬，肌肤甲错舌瘀点。

第八章　脏腑辨证

脏腑辨证，是指在认识脏腑生理功能和病理变化的基础上，将四诊所获得的临床资料进行综合分析，以判断疾病的病因、病机、病位、病性等，从而为临床诊治提供依据的一种辨证方法。简言之，即以脏腑为纲，对疾病进行辨证。

脏腑辨证，包括脏病辨证、腑病辨证、脏腑兼证辨证三个部分，其中脏病辨证是脏腑辨证的主要内容。

第一节　肝与胆病辨证

歌诀　肝主疏泄很重要，病因病机要记牢，
肝失疏泄不藏血，阴虚血少筋失养。
肝阴血虚头晕鸣，火旺阳亢面赤红，
肝风内动手麻颤，肝郁气滞胸胁痛。

肝胆表里胆亦病，肝胆湿热为多见，
胆郁痰扰勿轻视，烦悸苦呕为主症。

一、肝血虚证

概念　肝脏血液亏虚所表现的证候。

成因　生化之源不足；失血过多；慢性病耗伤肝血。

病机　肝血亏虚，相关组织器官失养。

要点　以筋脉、爪甲、目睛失养与血虚见症为辨证要点。

表现　眩晕耳鸣，面白无华，视物模糊或夜盲，爪甲不荣；或见肢体麻木，关节拘急不利，手足震颤，肌肉瞤动；妇女月经量少色淡，甚则闭经；舌淡，脉细。

歌诀　肝血不足目昏花，头晕耳鸣面无华，
舌质淡白脉弦细，胁痛经少肢体麻。

二、肝阴虚证

概念　肝脏阴液亏虚所表现的证候。

成因　阳亢日久或温热病后，耗损阴

液，或肾阴亏虚，水不涵木而致肝阴不足。

病机 肝脏阴液亏虚，虚热内扰。

要点 以头目、筋脉、肝络失润与阴虚见症为辨证要点。

表现 头晕耳鸣，五心烦热，两目干涩，胁肋灼痛，或手足蠕动，面部烘热，潮热盗汗，口咽干燥，舌红少津，脉弦细数。

歌诀 肝阴亏虚目干涩，五心烦热盗汗多，
口苦尿黄胁灼痛，舌红少津弦细数。

三、肝郁气滞证

概念 由于肝的疏泄功能异常，气机郁滞所表现的证候。

成因 情志不遂；或突然遭受精神刺激；或病邪侵扰致肝失疏泄、条达所致。

病机 肝失疏泄，气机郁滞。

要点 以情志抑郁或易怒、肝经部位胀痛与妇女月经失调为辨证要点。

表现 胸胁或少腹胀闷窜痛，情志抑郁或易怒，喜太息，或咽部异物感，或见

瘿瘤、瘰疬、乳癖、胁下积块；妇女可见乳房胀痛、月经不调、痛经、甚则闭经，舌淡红苔薄白，脉弦。

歌诀 肝郁气滞脉弦硬，抑郁寡欢喜太息，
胸胁少腹乳胀痛，月事不调或聚癥。

四、肝火炽盛证

概念 肝经气火上逆所表现的证候。

成因 多因情志失调，五志化火。

病机 肝经火盛，气火上逆，内扰于肝。

要点 一般以肝脉循行部位的头、目、耳、胁所表现的实火炽盛症状为判断依据。

表现 头晕或胀痛，面红目赤，耳鸣如潮，或耳内肿痛流脓，胁肋灼痛，口苦口干，急躁易怒，失眠或噩梦纷纭，便秘尿黄，或吐血衄血，舌红苔黄，脉弦数。

歌诀 肝火炽盛面目红，急躁易怒头胀痛，
舌红苔黄脉弦数，口苦便秘尿赤癃。

五、肝阳上亢证

概念 水不涵木，肝阳亢于上，肾阴亏于下所表现的证候。

成因 多因恼怒伤肝，郁而化火，火热耗伤肝肾之阴；或因房劳所伤、年老肾亏，水不涵木，致使肝肾阳亢阴亏所致。

病机 水不涵木，肾阴亏于下，肝阳亢于上，上盛下虚。

要点 以头晕胀痛、头重脚轻、腰膝酸软为辨证要点。

表现 眩晕耳鸣，头目胀痛，面红目赤，失眠多梦，急躁易怒，腰膝酸软，头重脚轻，舌红少津，脉弦有力或弦细数。

歌诀 肝阳上亢易躁怒，失眠眩晕面目红，
尿黄便秘腰膝软，舌红苔黄脉弦数。

肝郁气滞、肝火炽盛、肝阴不足、肝阳上亢四证鉴别表

证候	性质	症状	舌象	脉象
肝郁气滞证	实证	胸胁或少腹胀闷窜痛，喜太息，易怒，妇女月经不调	薄白	弦
肝火炽盛证	实热证	头晕胀痛，面红目赤，耳鸣如潮，或耳内肿痛流脓，口苦咽干，急躁易怒，胁肋灼痛，不寐或噩梦纷纭，尿黄便结；或吐血衄血	舌红苔黄	弦数
肝阴不足证	虚证	头晕耳鸣，胁痛目涩，面部烘热或颧红，口燥咽干，五心烦热，潮热盗汗，或手足蠕动	舌红少津	弦细数
肝阳上亢证	本虚标实	眩晕耳鸣，头目胀痛，面红目赤，失眠多梦，急躁易怒，腰膝酸软，头重脚轻	舌红	弦而有力或弦细数

六、肝风内动证

以眩、麻、抽、颤等具有动摇特点为主要表现的证候。根据病因不同，临床常见有肝阳化风、热极生风、阴虚动风和血虚生风等四种。

(一) 肝阳化风证

概念 肝阳化风证是指肝阳亢逆无制而导致动风所表现的证候。

成因 肝肾之阴久亏，阴不制阳，阳亢化风。

病机 肝阳亢逆，引动化风。

要点 以肝阳上亢病史与突发动风或猝然昏倒、半身不遂见症为辨证要点。

表现 眩晕欲仆，头摇头痛，语言謇涩，项强肢颤，手足麻木，步履不正，舌红脉弦细；或突然昏倒，不省人事，口眼㖞斜，半身不遂，舌强不语，喉中痰鸣，舌红苔黄腻，脉弦有力。

歌诀 肝阳化风头晕痛，项强肢麻步不正，甚则昏仆或中风，言謇舌红脉弦数。

（二）热极生风证

概念 热极生风证是指邪热亢盛，热灼筋脉，引动肝风所表现的证候。

成因 多由外感温热病邪，热极动风所致。

病机 邪热亢盛，热灼筋脉，引动肝风。

要点 以高热神昏与动风见症为辨证要点。

表现 高热神昏，躁扰如狂，四肢抽搐，颈项强直，甚至角弓反张，两目上视，牙关紧闭，舌红绛，苔黄燥，脉弦数。

歌诀 热极生风高热现，动风抽搐明显见，
角弓反张颈项强，两目上视躁扰狂，
牙关禁闭神昏谵，舌绛苔燥脉弦数。

（三）阴虚动风证

概念 阴虚动风证是指阴液亏虚，筋脉失养导致动风所表现的证候。

成因 多因外感热病后期阴液耗损，或内伤久病，阴液亏虚，致筋脉失养而成。

病机 阴液亏虚，筋脉失养，导致动风。

要点 以阴虚与动风见症为辨证要点。

表现 手足蠕动，眩晕耳鸣，潮热盗汗，颧红咽干，形体消瘦，舌红少苔，脉细数。

歌诀 阴虚动风脉细数，舌红苔少体消瘦，
手足蠕动与耳鸣，潮热盗汗并颧红。

（四）血虚生风证

概念 血虚生风证是指由于血液亏虚，筋脉失养导致动风所表现的证候。

成因 多因慢性失血过多，或久病失血致筋脉失养而成。

病机 血液亏虚，筋脉失养，导致动风。

要点 以血虚与动风见症为辨证要点。

表现 手足震颤，肌肉　动，肢体麻木，关节拘急不利，眩晕耳鸣，面色无华，爪甲不荣，舌淡脉细。

歌诀 血虚生风面唇淡，麻颤瞤挛爪甲淡，
眩晕耳鸣目昏花，舌淡苔白兼脉细，
血不养筋动肝风，补益肝血能息风。

肝风四证鉴别表

证候	性质	主症	兼症	舌象	脉象
肝阳化风证	上实下虚证	眩晕欲仆，语言謇涩，头摇肢颤，或突然昏倒，不省人事，偏瘫	头痛项强，手足麻木，步履不正	舌红苔黄或腻	弦而有力
热极生风证	热证	四肢抽搐，颈项强直，角弓反张，两目上视，牙关紧闭	高热神昏，躁扰如狂	舌红绛	弦数有力
阴虚动风证	虚证	手足蠕动	午后潮热，五心烦热，口咽干燥，形体消瘦	舌红少津	弦细数
血虚生风证	虚证	手足震颤，肌肉瞤动，肢体麻木，关节拘急不利	眩晕耳鸣，面白无华，视物模糊或夜盲，爪甲不荣	舌淡苔白	细

七、寒滞肝脉证

概念 寒邪侵袭，凝滞肝经所表现的证候。

成因 感受寒邪。

病机 寒邪侵袭，凝滞肝经。

要点 以肝经部位冷痛与实寒见症为辨证要点。

表现 少腹牵引阴部坠胀冷痛，或阴囊收缩引痛，或见颠顶冷痛，干呕，形寒肢冷，遇寒加剧，得温痛减，舌淡苔白滑，脉沉弦或迟。

歌诀 寒滞肝脉阴囊缩，少腹牵引阴部痛，
形寒肢冷伴干呕，舌淡苔白脉沉弦。

八、肝胆湿热证

概念 湿热蕴结肝胆，疏泄功能失职所表现的证候。

成因 感受湿热之邪；或嗜食肥甘厚腻之品，湿热内生；或脾胃运化失司，湿

浊化热，蕴结肝胆。

病机 湿热蕴结肝胆，疏泄功能失职。

要点 以胁肋胀痛、厌食腹胀、身目发黄、阴部瘙痒与湿热见症为辨证要点。

表现 胁肋部胀痛灼热，厌食腹胀，口苦泛恶，大便不调，小便短赤；或见寒热往来，身目黄如橘子色；或阴囊湿疹，睾丸肿胀热痛，带下黄臭，外阴瘙痒；舌红苔黄腻，脉弦数或滑数。

歌诀 肝胆湿热郁热蒸，身目尿黄呕恶生，
寒热口苦胁灼痛，舌苔黄腻脉弦数。
或为睾肿囊湿疹，或见阴痒带下黄。

九、胆郁痰扰证

概念 痰热扰胆，胆腑疏泄失职所表现的证候。

成因 情志郁结，气郁化火生痰，痰热内扰而胆气不宁。

病机 痰热扰胆，胆失疏泄。

要点 以惊悸、失眠、眩晕、苔黄腻

为辨证要点。

表现 胆怯易惊，惊悸不宁，烦躁不安，失眠多梦，眩晕耳鸣，胸胁满闷，口苦欲呕，舌红苔黄腻，脉弦数。

歌诀 胆郁痰扰胸胁满，口苦欲呕头晕痛，
烦热难眠悸不宁，舌红苔腻脉滑数。

第二节 心与小肠病辨证

歌诀 心病虚实皆可见，气血阴阳虚都现，
心悸怔忡是主症，证候性质看兼症。
心火亢盛烦躁谵，小肠实热尿赤添，
心脉痹阻心痛主，瘀痰寒气不一般，
痰火扰神神志乱，打人毁物狂躁扇，
痰蒙心神癫痫痴，有痰无火病机识。

一、心气虚证

概念 心气不足所表现的证候。

成因 先天不足，劳心过度，久病体虚，老年体衰。

病机 心气不足，鼓动无力。

要点 心悸与气虚见症并见。

表现 心悸怔忡，胸闷气短，神疲乏力，动则诸症加剧，自汗，面色淡白，舌淡苔白，脉弱。

歌诀 心气虚证心悸忡，胸闷自汗体倦生，
舌质淡嫩细弱脉，乏力气短劳则重。

二、心阳虚证

概念 心脏阳气虚衰所表现的证候。

成因 多由心气虚进一步发展致阳虚寒生所致。

病机 心阳虚衰，鼓动无力，虚寒内生。

要点 心悸怔忡、胸闷或心痛与阳虚见症并见。

表现 心悸怔忡，心胸憋闷，或心痛，气短自汗，畏寒肢冷，面色㿠白，舌淡胖，苔白滑，脉沉迟无力，或微细，或结代。

歌诀 心阳虚证心悸痛，畏寒肢冷自汗生，
舌淡苔白脉微细，胸闷气短劳累重。

三、心阳暴脱证

概念 心阳衰极，阳气暴脱所表现的危重证候。

成因 多在心阳虚衰或心脉痹阻的基础上致暴脱亡阳所致。

病机 心气虚进一步发展而成，或寒邪暴伤心阳，或痰瘀阻塞心窍，阳气暴脱。

要点 心胸憋闷疼痛与亡阳见症并见。

表现 在心阳虚证表现的基础上，更见突然冷汗淋漓，四肢厥冷，呼吸微弱，面色苍白，或胸痛暴作，口唇青紫，甚或神志模糊，昏迷不醒，舌淡或淡紫，脉微细欲绝。

歌诀 心阳暴脱似亡阳，冷汗淋漓弱呼吸，
口唇青紫神志糊，胸痛暴作舌紫淡。

心气虚、心阳虚、心阳暴脱三证鉴别表

证候	相同点	不同点
心气虚证	心悸怔忡，胸闷气短，活动后加重，自汗	面色淡白或㿠白，舌淡苔白，脉虚
心阳虚证		畏寒肢冷，心痛，面色㿠白或晦暗，舌淡胖苔白滑，脉微细
心阳暴脱证		突然冷汗淋漓，四肢厥冷，呼吸微弱，面色苍白，或胸痛暴作，口唇青紫，神志模糊或昏迷，舌淡或淡紫，脉微细欲绝

四、心脉痹阻证

概念　由于瘀血、痰浊、寒凝、气滞等阻痹心脉，不通则痛所表现的证候。

成因　年高体弱，正气衰减；或多食肥甘厚腻，痰浊凝聚，痹阻心脉；或外感寒邪，寒客心脉；或情志抑郁，气滞血瘀等所致。

要点　以心悸怔忡，心胸憋闷作痛，痛引肩背或内臂，时作时止为辨证要点。

病机 瘀血、痰浊、寒凝、气滞等阻痹心脉，致心脉闭阻不通。

表现 心悸怔忡，心胸憋闷作痛，痛引肩背或内臂，时作时止。

瘀阻心脉：痛如针刺，舌紫暗或见瘀斑瘀点，脉细涩或结代。

痰凝心脉：心胸闷痛，体胖痰多，身重困倦，舌苔白腻，脉沉滑。

寒凝心脉：突发剧痛，遇寒加重，得温痛减，畏寒肢冷，舌淡苔白，脉沉迟或沉紧。

气滞心脉：心胸胀痛、胁胀，善太息，脉弦。

歌诀 心脉痹阻悸心痛，痛引肩背或内臂，
瘀血刺痛痰闷痛，寒凝剧痛气胀痛。
瘀痰寒气因不同，兼症舌脉俱不同。

心脉痹阻证瘀、痰、寒、气比较表

证候	常见症状	病因	症状特点
心脉痹阻证	心悸怔忡，心胸憋闷作痛，痛引肩背或内臂。时作时止	瘀阻心脉	痛如针刺，舌紫暗或见瘀斑瘀点，脉细涩或结代
		痰阻心脉	胸痛特甚，体胖痰多，身重困倦，舌苔白腻，脉沉滑
		寒凝心脉	突发剧痛，得温痛减，畏寒肢冷，舌淡苔白，脉沉迟或沉紧
		气滞心脉	胀痛，善太息，发作往往与情志因素有关，脉弦

五、心血虚证

概念　心血不足，心失濡养所表现的证候。

成因　久病耗伤阴血；或失血过多；或情志不遂，气火内郁，暗耗阴血。

病机　心血亏虚，心失濡养。

要点　以心悸、失眠、健忘与血虚见症为辨证要点。

表现 心悸怔忡，失眠多梦，健忘，眩晕，面色淡白或萎黄，唇舌色淡，脉细弱。

歌诀 心血虚证心悸忡，失眠健忘眩晕蒙，
面白无华唇色淡，舌质淡白脉细弱。

六、心阴虚证

概念 心阴亏虚，虚热内扰所表现的证候。

成因 思虑劳神太过，暗耗心阴；或热病、久病耗伤阴液。

病机 心阴亏损，虚热内扰。

要点 以心悸心烦、失眠多梦与阴虚见症为辨证要点。

表现 心悸怔忡，心烦，失眠多梦，五心烦热，潮热盗汗，颧红，舌红少苔，脉细数。

歌诀 心阴虚证心悸烦，失眠多梦潮热汗，
舌红苔少脉细数，尿黄便秘口咽干。

七、心火亢盛证

概念 心火炽盛，热扰心神所表现的证候。

成因 感受火热之邪；或情志抑郁，气郁化火；或嗜食肥腻厚味、辛辣之品，久蕴化热生火。

病机 火热内炽，扰乱心神。

要点 以神志、舌脉与实热见症为辨证要点。

表现 心烦失眠，面赤口渴，尿黄便结，或生舌疮，腐烂疼痛，或吐血、衄血，或小便赤、涩、灼、痛，甚或狂躁，神昏谵语。舌尖红绛，脉数有力。

歌诀 心火亢盛心悸烦，口舌生疮夜寐难，
面赤口渴尿灼痛，苔黄脉数舌尖红。

八、痰蒙心神证

概念 痰浊蒙蔽心神，以神志失常为主所表现的证候。

成因　湿浊酿痰；或情志不遂，气郁生痰，痰气互结，蒙蔽心神。常见于癫病、痫病、痰厥或痴病等。

病机　痰浊蒙蔽心神，致神志失常。

要点　以神志异常与痰浊内盛见症为辨证要点。

表现　神识痴呆，精神抑郁，表情淡漠，喃喃自语，举止失常；或突然昏仆，不省人事，口吐涎沫，喉中痰鸣；或面色晦滞，脘闷恶心，意识模糊，甚则昏不知人，舌苔白腻，脉滑。

歌诀　痰蒙心神失清灵，神情痴呆意朦胧，
自语举止有失常，吐涎喉中有痰鸣，
甚或昏仆不知人，脉滑舌淡癫痫见。

九、痰火扰神证

概念　痰火内盛，扰乱心神，以神志失常为主所表现的证候。

成因　七情郁结，气郁化火，灼津为痰；或外感邪热，炼津为痰，以致痰火扰

乱心神。

病机 痰火内盛，扰乱心神，致神志失常。

要点 外感病以高热、痰盛、神昏；内伤病以心烦、失眠、神志狂乱为辨证要点。

表现 发热气粗，面红目赤，躁狂谵语，便秘尿黄，或胸闷，喉间痰鸣，痰黄稠，心烦失眠，甚则狂躁妄动，打人毁物，力逾常人，胡言乱语，哭笑无常，不避亲疏，舌红苔黄腻，脉滑数。

歌诀 痰火扰神喉痰鸣，哭笑无常不识亲，
狂躁妄动面赤红，舌红苔腻脉滑数。

十、瘀阻脑络证

概念 瘀血犯头，阻滞脑络所表现的证候。

成因 多因头部外伤；或久病入络，致瘀血内停，阻塞脑络所致。

病机 瘀血内停，阻滞脑络。

要点 以头痛刺痛不移、头晕经久不愈与瘀血见症为辨证要点。

表现 头痛、头晕经久不愈，痛处固定不移，痛如针刺，或猝然昏倒，不省人事，半身不遂，或心悸，失眠健忘，或头部外伤后昏不知人，面晦不泽，舌质紫暗，或有瘀点瘀斑，脉细涩。

歌诀 瘀阻脑络多外伤，头晕刺痛不移位，
心悸失眠或健忘，舌暗瘀点脉细涩。

十一、小肠实热证

概念 心火下移小肠，致小肠里热炽盛所表现的证候。

成因 多因心火下移小肠。

病机 心热下移小肠，小肠分清泌浊功能失常。

要点 以小便赤涩灼痛与心火炽盛见症为辨证要点。

表现 心烦失眠，面赤口渴，口舌生疮，溃烂灼痛，小便赤涩，尿道灼痛，尿

血，舌红苔黄，脉数。

歌诀 小肠实热心热烦，面赤舌疮口渴干，
小便短赤淋涩艰，舌红苔黄脉数弦。

第三节 脾与胃病辨证

歌诀 脾胃运化后天本，失常导致多种病，
水谷不运聚痰湿，脾不统血阳不升。
脾气阳虚乏懒言，脾虚下陷脏器垂，
脾不统血血妄行，寒湿湿热苔厚腻。
胃多阴阳气虚证，气滞寒凝火亦见，
胃失和降为根本，呕恶嗳逆为主证。

一、脾（胃）气虚证

概念 脾（胃）气不足，运化、受纳腐熟功能失职所表现的证候。

成因 饮食不节；或劳累过度、思虑伤脾；或年老体衰、久病耗伤脾（胃）气。

病机 脾胃气虚，受纳、腐熟、运化功能失职。

要点　以胃脘隐痛、腹胀、纳呆与气虚见症为辨证要点。

表现　胃脘隐痛，腹胀纳呆，食后胀甚，呕恶嗳气，大便溏薄，少气懒言，倦怠乏力，消瘦，面色萎黄，或肢体浮肿，舌淡苔白，脉缓弱。

歌诀　脾气虚弱倦怠生，纳少便溏腹胀撑，
呕恶嗳气言语少，面黄消瘦或浮肿。

二、脾虚气陷证

概念　脾气亏虚，升举无力而反下陷所表现的证候。

成因　多因脾气虚进一步发展；或久泄久痢；或劳倦过度；或孕育过多、产后失养所致。

病机　脾气亏虚，升举无力，反而下陷。

要点　以内脏下垂与脾气虚见症为辨证要点。

表现　除具有脾气虚的证候表现外，

尚有头晕目眩，脘腹坠胀，便意频数，肛门重坠，或久泻久痢，或小便浑浊如米泔，或脱肛、子宫下垂、胃下垂、眼睑下垂，舌淡脉弱。

歌诀 脾虚气陷脘腹坠，脱肛阴挺脏器垂，
小便浑浊如米泔，久泻久痢头目眩，
伴见脾胃虚弱证，舌淡苔白脉细弱。

三、脾（胃）阳虚证

概念 脾（胃）阳亏虚，失于温运，阴寒内生所表现的证候。

成因 多由脾胃气虚进一步发展形成，或过食生冷、误用寒凉药物，攻伐太过；或久病耗伤阳气所致。

病机 脾胃阳虚，温化失职，运化失司。

要点 以脾胃气虚与虚寒见症为辨证要点。

表现 纳呆腹胀，脘腹冷痛绵绵，喜温喜按，泛吐清水，口淡不渴，形寒肢冷，

便溏，或见肢体浮肿，小便短少，或见带下清稀色白量多，舌淡胖有齿印苔白滑，脉沉迟无力。

歌诀 脾阳虚证内寒生，口淡不渴便溏清，
纳少脘腹胀满痛，舌淡苔白脉沉迟。

四、脾不统血证

概念 脾气亏虚，不能统摄血液，致血溢脉外所表现的证候。

成因 多由久病脾虚；或劳倦过度，损伤脾气致统摄无权所致。

病机 脾气亏虚，统摄无权，血溢脉外。

要点 以脾气虚与出血见症为辨证要点。

表现 面白无华或萎黄，食少便溏，神疲乏力，少气懒言，并见出血，或便血、尿血，或肌衄、齿衄，或妇女月经过多、崩漏，舌淡苔白，脉细弱。

歌诀 脾不统血便衄崩，月经过多面无华，

食少便溏兼乏力，舌淡苔白脉弱细。

脾气虚、脾虚气陷、脾阳虚、脾不统血四证鉴别表

证候	相同症	不同症	舌象	脉象
脾气虚证	腹胀纳少，食后尤甚，便溏肢倦，食少懒言，面色萎黄	或浮肿，或消瘦	舌淡苔白	缓弱
脾阳虚证		腹痛喜温喜按，肢冷尿少，或肢体困重，或浮肿，或带下清稀	舌淡胖苔白滑	沉迟无力
脾虚气陷证		脘腹坠胀，或便意频数，肛门重坠，或久痢脱肛，或子宫下垂，或小便浑浊如米泔	舌淡苔白	弱
脾不统血证		便血、尿血，肌衄、齿衄，或妇女月经过多、崩漏	舌淡苔白	细弱

五、寒湿困脾证

概念 寒湿内盛，脾阳受困，致运化失职所表现的证候。

成因 多因冒雨涉水；或气候阴寒潮湿；或久居寒冷潮湿；或过食肥甘生冷，致寒湿内生，脾阳不振所致。

病机 寒湿内盛，脾阳受困，运化功能失常。

要点 以脾阳受困与寒湿内盛见症为辨证要点。

表现 脘腹痞闷胀痛，纳呆便溏，泛恶欲吐，口淡不渴，头身困重，或身目发黄，其色泽晦暗如烟熏，或肢体浮肿，小便短少，或妇女白带量多清稀，舌淡胖苔白腻，脉濡缓。

歌诀 寒湿困脾头身重，脘腹痞满时胀痛，
黄疸呕恶纳呆溏，舌淡苔白脉缓濡。

六、湿热蕴脾证

概念 湿热内蕴中焦，致脾运化功能失调所表现的证候。

成因 感受湿热之邪；或过食肥甘厚腻；或过度嗜烟酒茶，致酿湿生热所致。

病机 湿热内蕴中焦，运化功能失调。

要点 以脾运化失调与湿热内阻见症为辨证要点。

表现 脘腹痞闷，呕恶纳呆，肢体困重，小便黄短，大便溏泄不爽，或身目发黄，色泽鲜明如橘，或皮肤发痒，或身热起伏，汗出热不解，舌红苔黄腻，脉濡数。

歌诀 湿热蕴脾尿赤黄，身重纳呆脘痞胀，
呕恶便溏伴阳黄，舌苔黄腻脉濡数。

七、胃阴虚证

概念 胃阴亏虚，胃失濡养和降所表现的虚热证候。

成因 多因饮食失节，过食辛辣温燥

食物、药物；或情志不遂，气郁化火，灼伤胃阴；或温热病后期、吐泻太过，伤津耗液所致。

病机 阴液亏虚，胃失濡养，和降功能失常。

要点 以胃脘隐隐灼痛、饥不欲食与阴虚见症为辨证要点。

表现 胃脘隐隐灼痛，饥不欲食，嘈杂不舒，口燥咽干，干呕呃逆，大便干结，小便短少，舌红少津，脉细数。

歌诀 胃阴不足口咽干，胃脘灼痛干呕逆，
饥不欲食伴嘈杂，舌红少津脉细数。

八、寒滞胃脘证

概念 寒邪犯胃，胃失和降所表现的证候。

成因 过食生冷；或脘腹受凉。

病机 寒邪犯胃，胃阳被困，和降功能失常。

要点 以脘腹冷痛或剧痛与实寒见症

为辨证要点。

表现 胃脘冷痛，甚则剧痛，得温痛减，遇寒加剧，恶心呕吐，吐后痛缓，口淡不渴或口泛清水，形寒肢冷，舌淡苔白滑，脉迟或弦。

歌诀 寒滞胃脘冷剧痛，遇寒则甚得温减，
呕恶肢冷口不渴，苔白脉弦或紧绷。

九、胃火炽盛证

概念 胃中火热炽盛，胃失和降所表现的证候。

成因 过食辛辣温燥、肥甘油腻之品，化热生火；或情志不遂，肝郁化火，肝火犯胃；或热邪内犯，致胃热亢盛。

病机 火热在胃，胃失和降。

要点 以胃脘灼痛、拒按、吞酸与实热见症为辨证要点。

表现 胃脘灼痛，拒按，吞酸嘈杂，食入即吐，口臭，渴喜冷饮，便秘尿黄，或消谷善饥，或牙龈肿痛溃烂，齿衄，舌

红苔黄，脉滑数。

歌诀 胃火炽盛灼热痛，渴喜冷饮善饥饿，
口臭唇烂龈肿痛，吞酸嘈杂胃不舒，
尿黄便秘伴齿衄，舌红苔黄脉弦数。

十、食滞胃脘证

概念 饮食停滞胃脘，致受纳腐熟功能失调所表现的证候。

成因 暴饮暴食；或脾胃素弱，复为食伤。

病机 饮食停积于胃，气机阻滞，受纳腐熟功能失调。

要点 以胃脘胀满或胀痛、呕吐、泄泻酸腐食物为辨证要点。

表现 脘腹胀满，疼痛，吞酸嗳腐或呕吐酸腐食物，吐后痛减，或肠鸣腹痛泄泻，泻下物酸腐臭秽，舌苔厚腻，脉滑。

歌诀 食滞胃脘失降通，嗳腐酸臭腹胀痛，
呕恶肠鸣兼泄泻，舌苔厚腻脉滑行。

十一、胃脘气滞证

概念　多种邪气侵扰，致胃脘气机阻滞所表现的证候。

成因　多种病因导致胃肠气机阻滞不畅。

病机　胃脘气机阻滞。

要点　以脘腹胀痛、窜痛为辨证要点。

表现　脘腹胀痛、窜痛，嗳气，肠鸣矢气则痛减，痛而欲吐或欲泻，泻后不爽，或便秘，苔厚，脉弦。

歌诀　胃脘气滞外邪扰，腹胀窜痛可便秘，
嗳气肠鸣泻不爽，舌苔见厚脉必弦。

十二、胃虚停饮证

概念　胃气虚寒，致水液停滞于胃所表现的证候。

成因　多因饮食不节；或劳倦内伤，脾胃受损，运化失职，水饮停滞于胃所致。

病机 胃气虚寒，不能温化精微，致水液内停，凝滞气机。

要点 以脘腹胀满、胃肠水声漉漉与虚寒见症为辨证要点。

表现 脘腹胀满，喜温喜按，胃肠水声漉漉，呕吐清涎，纳呆，口淡不渴，头目眩晕，舌淡苔白滑，脉沉滑。

歌诀 胃虚停饮脘腹胀，胃肠水声漉漉鸣，
口淡纳呆吐清涎，眩晕舌淡苔白滑。

第四节 肺与大肠病辨证

歌诀 肺主皮毛通水道，外感六淫易袭肺，
风寒风热不能错，阴虚阳虚要明辨。
燥邪犯肺孔窍燥，肺热炽盛面赤热，
痰热壅肺痰黄稠，寒痰阻肺痰白稀。
大肠病变亦常见，主证多为便不通，
湿热燥寒不难分，虫积肠道可便虫。

一、肺气虚证

概念　肺气亏虚所表现的证候。

成因　久病咳喘，肺气耗伤；或脾气亏虚生化不足，母病及子。

病机　肺气亏虚，卫表不固，宣降失职。

要点　以咳喘无力、咯痰清稀与气虚见症为辨证要点。

表现　咳喘无力，气短不足以息，动则益甚，咯痰清稀，面色淡白，声音低怯，神疲体倦，自汗畏风，易于感冒，舌淡苔白，脉虚。

歌诀　肺气虚证语声低，咳喘无力痰稀清，
乏力自汗易感冒，舌淡苔白脉微弱。

二、肺阴虚证

概念　肺阴不足所表现的证候。

成因　燥热伤肺；或痨虫袭肺，耗伤肺阴；或热病后期，肺阴耗损。

病机 肺阴不足，虚热内生，肺失清肃。

要点 以干咳无痰或痰少而黏与阴虚见症为辨证要点。

表现 干咳无痰，或痰少而黏，不易咯出，甚则痰中带血，口燥咽干，声音嘶哑，形体消瘦，五心烦热，午后潮热，盗汗，颧红，舌红少苔，脉细数。

歌诀 肺阴虚证五心热，潮热盗汗两颧红，
干咳痰少嘶哑声，舌红少津脉细数。

三、肺阳虚证

概念 阳气亏虚，肺失温煦所表现的证候。

成因 多由肺气虚证发展而成。

病机 阳气亏虚，肺失温煦，宣降失职。

要点 以咳喘无力、痰白清稀与虚寒见症为辨证要点。

表现 面色晦暗或皖白，咳喘无力，痰白清稀状如泡沫，气短乏力，胸闷，畏寒

肢冷，或头面四肢微肿，舌淡暗胖嫩苔白滑，脉虚大或迟而无力。

歌诀 肺阳虚证肺失温，痰白清稀泡沫分，
咳喘无力畏寒冷，面色晦暗伴浮肿，
舌淡暗胖嫩苔白，脉虚大或迟无力。

四、风寒束肺证

概念 风寒外袭，肺卫失宣所表现的肺表风寒证候。

成因 外感风寒，侵袭肺卫。

病机 风寒袭表，肺卫失宣，宣降失职。

要点 以咳嗽气喘、痰白而稀与风寒表证见症为辨证要点。

表现 咳嗽，气喘，咯痰色白而稀，微有恶寒发热，鼻塞流清涕，身痛无汗，舌苔薄白，脉浮紧。

歌诀 风寒束肺外寒证，恶寒无汗头身痛，
咳嗽气喘痰稀清，舌苔薄白脉浮紧。

五、风热犯肺证

概念　风热之邪侵犯肺卫所表现的肺卫风热证候。

成因　外感风热之邪，侵袭肺卫。

病机　风热侵表，肺卫失宣，宣降失职。

要点　以咳嗽、咯痰黄稠与风热表证见症为辨证要点。

表现　咳嗽，咯痰黄稠，发热微恶风寒，鼻塞流浊黄涕，口干咽痛，舌尖红苔薄黄，脉浮数。

歌诀　风热犯肺外热证，发热咳嗽渴咽痛，
浊涕痰黄难咯吐，舌红苔干脉浮数。

六、燥邪伤肺证

概念　秋令燥邪犯肺，津液亏少，肺表失润所表现的证候。

成因　秋令感受燥邪。

病机　燥邪犯肺，肺表失清润。

要点　以干咳、痰少与干燥少津见症为辨证要点。

表现　干咳无痰，或痰少难咯，甚则胸痛，痰中带血，唇、舌、鼻、咽干燥，尿少便干，或发热微恶风寒，头身酸痛，无汗或少汗，舌红苔薄白或薄黄而干，脉浮数或浮紧。

歌诀　肺燥口唇咽鼻燥，发热咳嗽胸中痛，
　　痰黏难咯甚带血，舌红少津脉细数。

七、寒痰阻肺证

概念　寒邪痰湿阻滞肺系，肺失宣降所表现的证候。

成因　素有痰疾，复感寒邪，内客于肺。

病机　寒痰并见，壅阻于肺，肺失宣降。

要点　以咳喘、痰白清稀与里寒见症为辨证要点。

表现　咳嗽痰多，色白清稀，胸闷，

甚则气喘痰鸣，形寒肢冷，口淡不渴，舌淡苔白腻，脉迟缓或滑。

歌诀 寒痰阻肺咳嗽喘，痰多白稀口不渴，
素有痰疾复感寒，舌苔白腻脉迟滑。

八、肺热炽盛证

概念 邪热内盛于肺，肺失宣降所表现的证候。

成因 外感风热入里，或风寒入里化热，内盛于肺。

病机 热邪壅肺，肺失宣降。

要点 以肺系症状与里实热证见症为辨证要点。

表现 发热烦渴，面赤气粗，咳嗽气喘，胸痛，咽喉肿痛，尿黄便秘，舌红苔黄脉数。

歌诀 肺热炽盛热烦渴，面赤气粗咳嗽喘，
咽喉肿痛胸亦痛，舌红苔黄伴脉数。

九、痰热壅肺证

概念 痰热互结，壅闭于肺所表现的证候。

成因 温热之邪犯肺，或素有宿痰化热，壅阻于肺。

病机 痰热互结，壅盛于肺，肺失宣降。

要点 以咳喘、痰多与里实热证见症为辨证要点。

表现 咳喘，咯痰黄稠量多或为脓血腥臭痰，壮热烦渴，胸痛，鼻翼扇动，大便秘结，小便短赤，舌红苔黄腻，脉滑数。

歌诀 痰热壅肺胸中痛，发热咳喘便秘结，
咳痰黄稠带血腥，舌红苔黄脉洪数。

十、大肠湿热证

概念 湿热蕴结大肠而致下痢或泄泻为主的湿热证候。

成因 夏秋之季，感受暑热湿邪；或

饮食不洁，湿热内生。

病机 湿热蕴结大肠，致大肠传导功能失职。

要点 以腹痛下利、泄泻与湿热见症为辨证要点。

表现 腹痛，下利脓血，里急后重，或暴注下泻，色黄臭秽，肛门灼热，小便短赤，发热烦渴，舌红苔黄腻，脉滑数。

歌诀 大肠湿热时腹痛，里急后重便血脓，
暴注热渴小便赤，舌红苔黄脉滑数。

十一、肠热腑实证

概念 邪热入里，与肠中糟粕相搏，致燥屎内结所表现的证候。

成因 多因邪热炽盛，汗出过多；或误用发汗，津液外泄，使肠中燥结，里热更甚，致燥屎内结所致。

病机 邪热与糟粕互结肠道，腑气不通。

要点 以腹满硬痛、便秘与里热炽盛

见症为辨证要点。

表现 日晡潮热，手足濈然汗出，脐腹胀满疼痛，大便秘结，或热结旁流，或腹中频转矢气，或见神昏谵语，狂乱，不得眠，舌苔黄厚干焦，或起芒刺，甚则焦黑燥裂，脉沉迟而实或滑数。

歌诀 肠热腑实热燥屎，腹满硬痛便秘结，
热结旁流频矢气，日晡潮热手足汗，
甚则失眠昏谵狂，苔厚焦黑起芒刺。

十二、肠燥津亏证

概念 津液不足，肠道失于濡润，而以大便秘结为主要表现的证候。

成因 多因素体阴亏，久病伤阴；或年老阴血不足；或吐泻、温热病后期阴液耗伤；或产后失血、痔疮下血等所致。

病机 大肠阴津亏虚，肠失濡润。

要点 以便秘干燥、难于排出与津亏失润见症为辨证要点。

表现 大便干燥秘结难解，数日一行，

口燥咽干，或伴头晕，口臭，嗳气，腹胀，舌红少津苔黄燥，脉细涩。

歌诀　肠燥津亏主便秘，头晕口臭嗳气逆，
腹胀口燥脉细涩，舌红少津苔黄燥。

十三、大肠虚寒证

概念　大肠阳气虚衰，不能固摄所表现的证候。

成因　多因久泄、久痢不愈，致阳气虚衰，肠道传化、固涩功能丧失所致。

病机　大肠阳气虚衰，传导、排便失摄。

要点　以大便失禁及虚寒见症为辨证要点。

表现　大便失禁，或利下无度，甚则脱肛，伴见腹部隐痛，喜温喜按，畏寒肢冷，舌淡苔白滑，脉沉弱。

歌诀　大肠虚寒必畏寒，腹部隐痛喜温按，
大便失禁甚脱肛，舌淡苔滑脉沉弱。

十四、虫积肠道证

概念 蛔虫等积滞肠道所表现的证候。

成因 多因饮食不洁，虫卵随食入口所致。

病机 虫居肠道影响肠胃功能。

要点 以脐腹时痛、食欲异常、大便排虫或呕虫为辨证要点。

表现 胃脘嘈杂，脐腹部疼痛，痛无定时，反复发作，或厌食，嗜食，异食，大便排虫，面黄肌瘦，烦躁不安，睡中磨牙，或鼻痒，面部白斑，白睛见蓝斑，下唇黏膜有小粟粒状隆起，或突发腹痛，按之有条索状，甚至剧痛而汗出肢厥，呕吐蛔虫。

歌诀 虫积肠道食不洁，脐腹时痛脘嘈杂，
大便排虫或呕虫，嗜食异物睡磨牙，
面黄白睛见蓝斑，下唇黏膜小粟粒。

第五节 肾与膀胱病辨证

歌诀 肾病多虚诸不足，男女症状各不同，
生长生殖多障碍，腰酸耳鸣二便异。
肾精不足发育缓，肾阴虚证腰膝软，
肾气不固多夜尿，肾阳虚证五更泻。
肾虚水泛身浮肿，肾不纳气喘咳作，
膀胱为病亦可见，膀胱湿热尿灼痛。

一、肾精不足证

概念 肾精亏损，以致生长发育迟缓、生殖功能低下及早衰所表现的证候。

成因 先天禀赋不足；或后天失于调养；或久病伤肾；或房劳过度耗伤肾精。

病机 肾精亏损，生长发育迟缓、生殖功能低下、成人早衰。

要点 以小儿生长发育迟缓、成人生殖功能低下、性功能减退及早衰为辨证要点。

表现 小儿发育迟缓，囟门早闭，智力低下，身材矮小，动作迟钝，骨骼痿软；成人性功能减退，男子精少不育，女子经少或闭经不孕；成人早衰，发脱齿摇，耳鸣耳聋，健忘痴呆，足痿无力，舌淡，脉细弱。

歌诀 肾精不足易健忘，头晕耳鸣步履难，
先天不足发育慢，早衰发堕齿枯残，
男子精少女不孕，舌质淡嫩脉沉弱。

二、肾阴虚证

概念 肾阴亏虚，虚火内扰所表现的虚热证候。

成因 久病虚劳；或温热病后期；或过服温燥劫阴之品；或房室不节耗伤肾阴。

病机 肾阴亏虚，失于滋养，虚火内扰。

要点 以腰酸耳鸣、男子遗精、女子月经失调与阴虚见症为辨证要点。

表现 腰膝酸软而痛，眩晕耳鸣，失眠多梦，形体消瘦，潮热盗汗，五心烦热，

咽干颧红，男子阳强易举，遗精早泄，女子经少经闭，或见崩漏，舌红少苔或无苔，脉细数。

歌诀 肾阴虚证腰膝软，头晕耳鸣五心烦，
男子遗精伴早泄，女子经少或崩漏，
潮热盗汗口咽干，舌红少津脉细数。

三、肾气不固证

概念 肾气亏虚，以致下元固摄失职而表现的证候。

成因 年幼肾气未充；或年高肾气亏虚；或房劳过度；或久病伤。

病机 肾气亏虚，封藏固摄功能失职。

要点 以腰酸耳鸣、遗尿、滑精或滑胎为辨证要点。

表现 腰膝酸软，神疲乏力，耳鸣，听力减退，小便频数而清，或尿后余沥不尽，遗尿，小便失禁，夜尿多，男子滑精早泄，女子带下量多清稀，或胎动易滑，舌淡苔白，脉弱。

歌诀 肾气不固腰膝软，尿后余沥尿频清，
乏力头晕伴耳鸣，男子早泄又遗精，
女带下清胎易滑，舌苔淡白脉沉细。

四、肾阳虚证

概念 肾阳亏虚，机体温煦失职所表现的证候。

成因 素体阳虚；或年高肾亏；或久病伤阳、或房劳过度。

病机 肾阳亏虚，温煦、气化无权。

要点 以腰膝酸冷、性与生殖功能减退与阳虚见症为辨证要点。

表现 腰膝酸软冷痛，畏寒肢冷，下肢尤甚，面色白或黧黑，神疲乏力，或见性欲减退，男子阳痿、滑精早泄，女子宫寒不孕，白带清稀量多，或见大便稀溏或五更泄泻，尿频清长，夜尿多，舌淡苔白，脉沉细无力，尺部尤甚。

歌诀 肾阳虚证腰膝软，头晕耳鸣肢背寒，
带下清稀五更泻，阳痿神疲喜卧眠，

性欲减退尿清长，舌淡苔白脉沉迟。

五、肾虚水泛证

概念 肾阳亏虚，不能气化水液所表现的证候。

成因 多因久病及肾；或素体虚弱，肾阳亏耗所致。

病机 肾阳亏虚，气化无权，水液泛滥。

要点 以水肿、腰以下肿甚与阳虚见症为辨证要点。

表现 水肿，腰以下为甚，按之没指，腰膝酸软冷痛，畏寒肢冷，腹部胀满，或见心悸气短，咳喘痰鸣，小便短少，舌淡胖苔白滑，脉沉迟无力。

歌诀 肾虚水泛腰膝冷，心悸气短肢背寒，
面身浮肿咳痰喘，舌淡苔白脉沉迟。

六、肾不纳气证

概念 肾气亏虚，气不归原所表现的证候。

成因 久病咳喘，肺虚及肾；或年老肾亏、劳伤太过，致肾气不足，纳气无权。

病机 肾气亏虚，纳气无权。

要点 以久病咳喘、呼多吸少、气不得续、动则益甚为辨证要点。

表现 久病咳喘，呼多吸少，气不得续，动则喘息益甚，腰膝酸软，或自汗神疲，声音低怯，舌淡苔白，脉沉弱。或喘息加剧，冷汗淋漓，肢冷面青，脉浮大无根；或气短息促，颧红心烦，口燥咽干，舌红，脉细数。

歌诀 肾不纳气腰膝软，神疲自汗头晕鸣，
呼多吸少喘息剧，声低舌淡脉沉弱。

七、膀胱湿热证

概念 湿热蕴结膀胱所表现的证候。

成因 外感湿热，蕴结膀胱；或饮食不节，湿热内生，下注膀胱。

病机 湿热蕴结膀胱，气化不利，排尿失常。

要点 以尿频、尿急、尿痛与湿热见症为辨证要点。

表现 尿频尿急，尿道灼痛，小腹胀痛，小便短赤或浑浊，或尿血，或尿中见砂石，或伴有发热，腰痛，舌红苔黄腻，脉滑数。

歌诀 膀胱湿热气化紊，发热腰痛癃砂红，
排尿极频灼热痛，舌红苔黄脉滑数。

第六节 脏腑兼证辨证

歌诀 多脏同病为兼证，不是单纯证候加，
五行阴阳相影响，病理演变更复杂，
脏腑兼证最常发，传变预后全看它。

同时出现两个及以上脏器的病证，称为脏腑兼证。

脏腑兼证者，非两个以上脏器证候的简单相加，而是在病理变化过程中，存在一定的内在联系与相互影响，如脏腑之间的表里、生克、乘侮关系等，脏腑兼证则

较为常见。因而掌握脏腑病证的发生、发展、传变的规律，对于临床分析判断病情的发展变化与趋势，具有重要意义。

脏腑兼证，临床应用十分广泛，证候比较复杂，除在前面脏腑辨证中涉及到的一些证型如胃肠病证、肝胆湿热证等属脏腑兼证证型外，现对临床常见的脏腑兼证作一介绍。

一、心肾不交证

概念 心肾水火既济失调，心肾阴虚阳亢所表现的证候。

成因 多因久病虚劳，房事不节，耗伤肾阴；或思虑太过，情志忧郁化火；或外感热病等致心肾水火不济所致。

病机 心肾水火既济失调，心火亢，肾水亏。

要点 以心悸失眠、腰膝酸软、遗精、梦交与阴虚见症为辨证要点。

表现 心烦不寐，惊悸多梦，头晕耳鸣，健忘，腰膝酸软，遗精，五心烦热，口干咽燥，潮热盗汗，舌红少苔或无苔，脉细数。或伴见腰部下肢酸困发冷，脉细弱。

歌诀 心肾不交水火失，腰膝酸软失眠悸，
头晕耳鸣健忘多，遗精梦交五心热，
潮热盗汗口咽燥，舌红少苔脉细数。

二、心肾阳虚证

概念 心肾两脏阳气虚衰所表现的证候。

成因 心阳虚衰，久病及肾，或肾阳亏虚，气化无权，水气凌心。

病机 心肾阳气虚衰，温煦失职。

要点 以心悸怔忡、浮肿与虚寒见症为辨证要点。

表现 心悸怔忡，肢体浮肿，小便不利，畏寒肢冷，神疲乏力，朦胧欲睡，唇甲青紫，舌淡暗或青紫，苔白滑，脉沉微细。

歌诀 心肾阳虚心悸忡，肢冷浮肿尿不利，
嗜睡神疲唇甲青，舌淡暗紫苔白滑。

三、心肺气虚证

概念 心肺两脏气虚所表现的证候。

成因 多因久病咳喘，耗伤心肺之气；或禀赋不足；年高体弱；劳倦耗气等所致。

病机 心肺两脏气虚，功能活动减退。

要点 以心悸咳喘、胸闷气短与气虚见症为辨证要点。

表现 心悸咳喘，胸闷气短，动则尤甚，痰液清稀，面色淡白，头晕神疲，语声低怯，自汗乏力，舌淡苔白，脉沉弱或结代。

歌诀 心肺气虚心悸咳，胸闷气短动尤甚，
痰清面白乏力汗，头晕声低脉结代。

四、心脾两虚证

概念 心血虚证和脾气虚证同时出现的证候。

成因　久病失养；或思虑过度；或饮食不节；或慢性失血，使心血脾气亏耗。

病机　血液不足，心失所养；脾气亏虚，健运失职。

要点　以心悸失眠、食少腹胀便溏、出血与气血亏虚见症为辨证要点。

表现　心悸怔忡，眩晕耳鸣，失眠多梦，食欲缺乏，腹胀便溏，面色萎黄，神疲乏力，或见皮下出血，女性月经量少色淡，淋漓不尽，舌淡嫩，脉细弱。

歌诀　心脾两虚失眠悸，食少腹胀便溏齐，
　　　面色萎黄月经漓，舌淡胖嫩脉弱细。

五、心肝血虚证

概念　心肝两脏血虚功能活动减退所表现的证候。

成因　久病体虚；或思虑劳神，暗耗心血；或失血过多；或脾虚生血化源不足。

病机　心肝两脏血虚，主血和藏血功能减退。

要点 以神志、目、筋、爪甲失养与血虚见症为辨证要点。

表现 心悸健忘，失眠多梦，头晕目眩，面白无华，两目干涩，视物模糊，爪甲不荣，肢体麻木，甚则震颤拘挛，女性月经量少色淡，甚则闭经，舌淡苔白，脉细。

歌诀 心肝血虚健忘悸，麻颤瞤挛经少闭，
目干模糊头晕眩，失眠多梦爪甲淡。

六、脾肺气虚证

概念 由于脾肺两脏气虚，功能活动减退所表现的证候。

成因 多因久病咳喘，肺虚及脾；或饮食不节，劳倦伤脾，脾病及肺所致。

病机 脾肺两脏气虚，主气和运化功能减退。

要点 以腹胀食少便溏、咳喘气短与气虚见症为辨证要点。

表现 食欲缺乏，腹胀便溏，久咳不

止，气短而喘，咳痰清稀，面白无华，少气乏力，声低懒言，或见面浮肢肿，舌淡苔白滑，脉缓弱。

歌诀 脾肺气虚脉弱缓，食少腹胀便溏显，
久咳气喘痰清稀，肢肿乏力懒语言。

七、肺肾阴虚证

概念 肺肾两脏阴液不足所表现的证候。

成因 久咳伤肺，肺阴及肾；或痨虫、燥热耗伤肺阴，病久及肾；或房劳过度，肾病及肺所致。

病机 肺肾两脏阴液亏虚，虚火内扰。

要点 以咳嗽痰少、腰膝酸软、遗精、月经不调与虚热见症为辨证要点。

表现 咳嗽痰少，或痰中带血，口燥咽干，或声音嘶哑，腰膝酸软，形体消瘦，骨蒸潮热，颧红盗汗，男子遗精，女子月经不调，舌红少苔，脉细数。

歌诀 肺肾阴虚咳痰少，腰膝酸软遗精跑，

颧红消瘦骨蒸汗，月经不调哑咽干。

八、肝火犯肺证

概念 肝郁化火，上逆灼肺，肺失清肃所表现的证候。

成因 多因郁怒伤肝，气郁化火；或肝火循经，上逆犯肺所致。

病机 肝郁化火循经，上逆犯肺，肺失清肃。

要点 以咳嗽或咳血、胸胁灼痛、急躁易怒与实热见症为辨证要点。

表现 咳嗽阵作，痰黄黏稠，甚则咳血，胸胁灼痛，急躁易怒，头胀头晕，面红目赤，烦热口苦，舌红苔薄黄，脉弦数。

歌诀 肝火犯肺脉弦数，咳嗽痰黄甚血咳，
胸胁灼痛急躁怒，头胀口苦兼烦热。

九、肝胃不和证

概念 肝失疏泄，胃气和降所表现的证候。

成因 情志不遂，肝郁犯胃；或饮食伤胃，胃病及肝。

病机 肝郁气滞，横逆犯胃，胃失和降。

要点 以胃脘、胁肋胀痛或窜痛、嗳气呃逆为辨证要点。

表现 胃脘、胁肋胀痛或窜痛，嗳气呃逆，吞酸嘈杂，食少纳减，情志抑郁，善太息，急躁易怒，舌红苔薄黄，脉弦或弦数。

歌诀 肝胃不和情志郁，纳少脘胁胀窜痛，
嗳气呃逆吞酸杂，急躁易怒善太息。

十、肝郁脾虚证

概念 肝失疏泄，脾失健运所表现的证候。

成因 情志不遂，郁怒伤肝，木郁克土；或思虑伤脾，劳倦过度，脾失健运，反侮肝木。

病机 肝郁气滞，横逆犯脾，脾失健运。

要点 以胸胁胀满窜痛、善太息、腹胀纳呆、便溏为辨证要点。

表现 胸胁胀满窜痛，情志抑郁，善太息，或急躁易怒，腹胀纳呆，腹痛欲泻，泻后痛减，或便溏不爽，肠鸣矢气，舌苔白，脉弦或弦缓。

歌诀 肝郁脾虚胁满窜，太息腹胀纳呆伴，
肠鸣矢气溏不爽，易怒苔白脉弦缓。

十一、肝肾阴虚证

概念 肝肾两脏阴液亏虚所表现的证候。

成因 多因久病失调；或情志内伤；或房室太过；或温热病后期致肝肾阴亏所致。

病机 肝肾两脏阴液亏虚，虚热内扰。

要点 以头痛耳鸣、腰膝酸软、胁痛、遗精、经少与虚热见症为辨证要点。

表现 头晕目眩，耳鸣健忘，失眠多梦，腰膝酸软，胁痛，口燥咽干，五心烦热，颧红盗汗，男子遗精，女子经少，舌

红少苔，脉细数。

歌诀 肝肾阴虚头晕眩，腰膝酸软口燥干，
遗精经少五心热，颧红少苔脉细数。

十二、脾肾阳虚证

概念 脾肾两脏阳气不足所表现的证候。

成因 多因久病，脾肾失于温养；或久泄久痢，脾病及肾；或寒水久踞，肾病及脾等所致。

病机 脾肾两脏阳虚，温煦气化失职。

要点 以腰腹冷痛、久泻久痢、浮肿与虚寒见症为辨证要点。

表现 形寒肢冷，面色㿠白，腰膝或下腹冷痛，久泻久痢，或五更泄泻，或完谷不化，粪质清稀，或面浮肢肿，小便不利，甚则腹胀如鼓，舌淡胖苔白滑，脉沉迟无力。

歌诀 脾肾阳虚粪质清，肢冷久泻或五更，
面白浮肿尿不利，舌胖苔滑脉沉迟。

第九章　其他辨证方法

第一节　六经辨证

歌诀　六经辨证用途广，经典伤寒用此法，
三阳先病后三阴，症状明确定位清。

一、太阳病证

概念　太阳病证是指外感伤寒病初期所表现的证候。

表现　恶寒，头项强痛，脉浮。

上述见症为太阳病的主脉主症，不论其感受何种病邪，病程长短，凡具有如此脉症，即可辨为太阳病。太阳病根据其受邪后的不同反应，又可分为太阳经证和太阳腑证。

（一）太阳经证

太阳经证，是指风寒之邪侵袭肌表，

邪正相争，营卫失和所表现的证候。由于患者感受病邪的不同和体质的差异，同是太阳病经证，却有中风与伤寒的区别。

1. 太阳中风证

概念　为外感风邪，营卫失调所表现的证候。临床又称外感表虚证。

成因　风邪袭表，营卫失和。

要点　以恶风，发热，汗出，脉浮缓为辨证特点。

表现　发热，恶风，汗出，头痛，脉浮缓。或鼻鸣，干呕。

歌诀　太阳中风脉浮缓，营卫不和自出汗，
头项强痛恶寒热，或有鼻鸣干呕兼。

2. 太阳伤寒证

概念　为寒邪侵袭，卫阳被束，营阴郁滞所表现的证候。临床又称伤寒表实证。

成因　寒邪束表，卫阳被郁。

要点　以恶寒，无汗，头身疼痛，脉浮紧为辨证要点。

表现　恶寒发热，身痛腰痛，头项强

痛，无汗而喘，脉浮紧等。

歌诀 太阳伤寒脉浮紧，恶寒无汗作区分，
喘息发热头身痛，麻黄发汗见奇勋。

（二）太阳腑证

太阳腑证，是指太阳经邪不解，循经入腑，膀胱小肠气化失司所表现的证候。太阳经邪内传于腑，因其病机和临床表现的不同，又有蓄水证和蓄血证的区别。

1. 蓄水证

概念 为太阳经邪内传，膀胱气化不行，水气停蓄所表现的证候。

成因 膀胱气化受阻，津液内停。

要点 以太阳经证与少腹满、小便不利并见为辨证要点。

表现 发热，恶寒，汗出，少腹满，小便不利，消渴，或水入则吐，脉浮或浮数。

歌诀 太阳蓄水浮脉主，发热恶寒伴汗出，
渴欲饮水水入吐，少腹胀满溲不利。

2. 蓄血证

概念 为太阳经邪化热内传，邪热与瘀血互结于少腹所表现的证候。

要点 以少腹急硬，小便自利，如狂便黑为辨证要点。

成因 经热入里，下焦瘀热，但未影响膀胱气化。

表现 少腹急结、硬满，小便自利，如狂或发狂，善忘，大便色黑如漆，脉沉涩或沉结。

歌诀 太阳蓄血脉沉涩，其人如狂青紫舌，
少腹硬满溲自利，大便如漆显黑色。

二、阳明病证

概念 阳明病证，是指伤寒病发展过程中，阳热亢盛，胃肠燥热所表现的证候。

表现 身热，不恶寒，反恶热，汗自出，脉大。

阳明病证总以正盛邪实、正邪剧争为特点。由于其证候及病机的不同，又分为

经证和腑证两大类。

（一）阳明经证

概念 为邪热弥漫全身，充斥阳明之经，而肠中尚无燥屎内结所表现的证候。

成因 热邪亢盛，充斥内外。

要点 以大热、大汗、大渴、脉洪大四大症为辨证要点。

表现 身大热，大汗出，大渴引饮，面赤心烦，舌苔黄燥，脉洪大。

歌诀 阳明经证脉洪大，烦渴身热大汗出，
舌红苔黄心烦躁，白虎汤方清热佳。

（二）阳明腑证

概念 为邪热内传，与肠中糟粕相搏而成燥屎内结所表现的证候。

成因 经证不解，消灼津液，肠燥便结。

要点 以日晡潮热，手足濈然汗出，便秘，腹胀满硬痛，苔黄燥，脉沉实等为辨证要点。

表现 日晡潮热，手足濈然汗出，脐

腹胀满硬痛而拒按，大便秘结，甚则谵语、狂乱、不得眠，舌苔黄厚干燥，边尖起刺，甚则焦黑燥裂，脉沉迟而实，或滑数。

歌诀 阳明腑证脉沉实，日晡潮热便秘结，
谵语狂乱不得眠，腹满硬痛而拒按，
手足濈然汗自出，苔黄厚燥边尖刺。

三、少阳病证

概念 是指邪犯少阳胆腑，正邪交争，枢机不利所表现的证候。

成因 邪入少阳，正邪交争。

要点 以寒热往来，胸胁苦满，口苦、咽干、目眩，脉弦等为辨证要点。

表现 寒热往来，胸胁苦满，口苦、咽干、目眩，默默不欲饮食，心烦喜呕，脉弦。

歌诀 少阳之病脉必弦，口苦咽干伴目眩，
寒热喜呕胸胁满，小柴胡汤及时煎。

四、太阴病证

概念　是指脾阳虚衰，邪从寒化，寒湿内生所表现的证候。

成因　邪入太阴，化寒生湿。

要点　以腹满时痛，自利，口不渴等虚寒之象为辨证要点。

表现　腹满欲吐，食不下，自利，口不渴，时腹自痛。舌淡苔白滑，脉沉缓而弱。

歌诀　太阴病证脾阳虚，腹满欲吐时腹痛，
自利不渴食不下，舌淡苔滑脉沉缓。

五、少阴病证

少阴病证，是对外感病过程中的后期阶段，全身性阴阳衰惫所表现证候的概括。少阴经属心肾，为水火之脏，人身之根本。病至少阴，已属伤寒病的危重阶段。由于人体阴阳有偏盛偏衰的不同，少阴病证，临床又有寒化证和热化证的不同类型。

（一）少阴寒化证

概念 为心肾阳气虚衰，病邪入内从阴，阴寒独盛所表现的全身性虚寒证候。

成因 邪入少阴，从阴化寒，阴寒独盛。

要点 以无热恶寒，肢厥，下利，脉微为辨证要点。

表现 无热恶寒，脉微细，但欲寐，四肢厥冷，下利清谷，呕不能食，或食入即吐，脉微欲绝，甚则身热反不恶寒，面赤。

歌诀 少阴寒化脉细微，下利清谷证属危，
厥冷呕吐但欲寐，急服四逆阳可回。

（二）少阴热化证

概念 为少阴阴虚阳亢，病邪入里从阳化热所表现的证候。

成因 邪入少阴，从阳化热，阴虚阳亢。

要点 以心烦失眠口燥为辨证要点。

表现 心烦不得眠，口燥咽干，舌尖

红少津，脉象细数。

歌诀 少阴热化脉细数，舌苔少津舌尖红，
口燥咽干烦不寐，黄连阿胶功效隆。

六、厥阴病证

概念 对邪入厥阴所出现的阴阳对峙、寒热交错、厥热胜复等证候的概括。

成因 邪入厥阴，阴阳交争，寒热错杂。

要点 以上热下寒为辨证要点。

表现 消渴，气上冲心，心中疼热，饥而不欲食，食则吐蛔。

歌诀 厥阴病证寒热杂，气上冲心消渴加，
心中疼热饥不食，食则吐蛔服乌梅。

七、六经病证的传变

六经病证循着一定的趋向发展和变化，谓之传变。

临床常见的传变方式有以下几种：

（一）传经

病邪从外侵入，逐渐向里传播，由一经证候转变为另一经证候，称为传经。传经方式有以下三种：

1. 循经传：即按六经的顺序相传。太阳病不愈，传入阳明，阳明不愈，传入少阳；三阳不愈，传入三阴，首传太阴，次传少阴，终传厥阴。

2. 越经传：即不按循经传次序，隔一经甚或隔两经相传。如太阳病不愈，不传少阳，而传阳明。

3. 表里传：即表里之经相传。如太阳传入少阴，阳明传入太阴等。

（二）合病

两经或三经的证候同时出现，称为合病。

（三）并病

一经证候未罢，又出现另一经证候，两经证候合并出现，称为并病。

（四）直中

凡伤寒病初起，病邪不从阳经传入，而直接侵袭发病阴经者，称为直中。

歌诀 传经方式分三种，循经越经表里中。
六经序传为循经，隔一两经称越经。
表里相传表里传，三种传变最常见。
两经三经同时现，合病概念记分明。
一经未罢一经起，并病两字要记清，
不经阳经入阴经，必为直中名称清。

第二节 卫气营血辨证

歌诀 卫气营血辨温病，不同时期要分清，
卫分外感多表证，气分热渴伴烦心，
营分身热多夜甚，血分动血又昏谵，
更有卫气同病变，顺传逆传要留心。

卫气营血辨证是清代叶天士在其所著的《温热论》一书中创立的一种诊治外感温热病的辨证方法。

一、卫分证

概念 温热之邪侵犯肌表，卫气卫外功能失常，肺卫失宣所表现的证候。

成因 邪袭肌表，肺卫失宣。

要点 以发热，微恶风寒，舌边尖红，脉浮数为辨证要点。

表现 发热，微恶风寒，舌边尖红，脉浮数；常伴头痛，鼻塞，口干微渴，咳嗽，咽喉肿痛等。

歌诀 温热袭表卫分中，脉象浮数舌尖红，
发热恶寒兼口渴，鼻塞咳嗽咽喉痛。

二、气分证

概念 温热病邪内入脏腑，正盛邪实，正邪剧争，阳热亢盛所表现的证候。

成因 邪入脏腑，正盛邪实，阳热亢盛。

要点 以发热，不恶寒反恶热，舌红苔黄，脉数有力为辨证要点。

表现 发热，不恶寒反恶热，心烦，口渴，汗出，尿赤，舌红苔黄，脉数。或兼咳喘、胸痛、痰稠色黄；或兼心烦懊侬，坐卧不安；或兼日晡潮热、腹满胀痛拒按，时或谵语、狂乱，便秘或纯利稀水；或兼胁痛，口苦，干呕，脉弦数等。

歌诀 邪热壅肺气分证，舌红苔黄脉必数，
咳喘汗出烦渴热，麻杏石甘效最佳。
热扰胸膈苔微黄，心烦懊侬心不宁，
坐卧不安身发热，栀子豉汤是良方。
热结肠道脉沉实，舌苔黄燥芒刺披，
腹满硬痛大便秘，大承气汤用之宜。
枢机不利热郁胆，胆气上逆口苦见，
胁痛干呕脉弦数，气分证广兼症杂。

三、营分证

概念 温邪内陷，劫伤营阴，心神被扰所表现的证候。

成因 温邪入营，伤阴扰神。

要点 以身热夜甚，心烦或谵语，舌

红绛，脉细数为辨证要点。

表现 身热夜甚，口不甚渴或不渴，心烦不寐，甚或神昏谵语，斑疹隐现，舌红绛，脉细数。

歌诀 热伤营阴脉数细，心烦舌绛且不寐，
身热夜甚口不渴，神昏谵语斑疹隐。

四、血分证

概念 温热病邪深入血分，热盛动血、耗阴、动风所表现的证候。

成因 邪入血分，迫血妄行，劫灼肝肾之阴。

要点 以身热夜甚，昏狂谵妄，斑疹紫暗，出血动风，舌深绛，脉细数为辨证要点。

表现 身热夜甚，烦热躁扰，甚则昏狂、谵妄，斑疹显露，色紫或黑，吐血、便血、尿血，舌质深绛，脉细数。或兼抽搐，颈项强直，角弓反张，目睛上视，牙关紧闭等；或见持续低热，暮热早凉，五

心烦热，口干咽燥，神倦，耳聋，形瘦；或见手足蠕动，瘈疭等。

歌诀 热入血分血妄行，舌绛脉数热夜盈，
躁扰昏谵诸出血，犀角地黄无不灵。

五、卫气营血病证的传变

卫气营血辨证将温热病传变过程划分为卫、气、营、血四个不同的层次，其传变规律，一般是由浅入深，由表及里，由轻转重，主要有顺传和逆传两种传变方式。

顺传：指温热病邪循卫、气、营、血的次序传变。由卫分开始，渐次内传入气，然后入营，最后入血。标志着邪气步步深入，病情逐渐加重。

逆传：指温热病邪不按上述次序及规律传变。具体表现：一是不循次序传。如卫分证不经气分，而直接传入营分、血分；或发病初期未出现卫分证，即出现气分、营分或血分证等。二是不按规律传。如卫分证未罢，又出现气分证，即“卫气同

病”；气分证未罢，又出现营、血分证，即“气营（血）两燔”等等。反映机体邪热亢盛，传变迅速，正气虚衰，无力抗邪，病情重笃。

第三节　三焦辨证

歌诀　三焦辨证辨温病，症状明确定位清，
上焦肺经心包经，温病初期病势轻，
中焦胃经与脾经，温病中期或极期，
下焦肝经与肾经，温病末期势危急。

三焦辨证是清代吴鞠通在其《温病条辨》中所创立的用以诊治温热病的一种辨证方法。

就三焦病证而言，上焦包括手太阴肺经和手厥阴心包经的病变，多为温热病的初期阶段，病轻而浅；中焦包括足阳明胃经和足太阴脾经的病变，多为温热病的中期或极期阶段，病情较重；下焦包括足少阴肾经和足厥阴肝经的病变，多为温热病

的末期阶段，病情危重。

一、上焦病证

概念 温热之邪侵袭上焦手太阴肺和手厥阴心包所表现的证候。

成因 温邪犯肺，肺卫失宣，或肺卫热邪不解，内陷心包，灼伤心神。

要点 邪袭肺卫者，以发热，微恶风寒，咳嗽，脉浮数为辨证要点；若邪热壅肺者，以身热，咳喘，汗出，口渴，苔黄、脉数为辨证要点；若邪陷心包者，则以神昏谵语，舌謇肢厥，舌质红绛为辨证要点。

表现 发热，微恶风寒，头痛，咳嗽，微汗，口干，舌边尖红，脉浮数；或身热烦渴，咳嗽，气喘，汗出，口渴，苔黄，脉数；甚则高热，神昏谵语或昏愦不语，舌謇肢厥，舌质红绛。

歌诀 上焦病证肺心包，邪袭肺卫表热抛。
邪入心包属营分，昏谵肢厥舌謇碰。

二、中焦病证

概念 温热之邪侵袭中焦脾胃，邪从燥化或邪从湿化所表现的证候。

成因 邪袭脾胃，化燥伤胃，或化湿伤脾。

要点 邪从燥化而阳明燥热者，以身热，腹满，便秘，渴饮，苔黄燥，脉沉实为辨证要点；邪从湿化而太阴湿热者，以身热不扬，头身困重，脘痞呕恶，苔黄腻，脉濡数为辨证要点。

表现 但热不恶寒，日晡益甚，面目俱赤，呼吸气粗，口干唇裂，渴喜冷饮，腹满便秘，苔黄或焦黑，脉沉实；或身热不扬，头身困重，胸脘痞闷，泛恶欲吐，小便不利，大便不爽或溏泄，舌苔黄腻，脉濡数。

歌诀 中焦病证属脾胃，脾多湿热胃燥热，
太阴主湿升降失，阳明主燥腑实证。

三、下焦病证

概念 温病之邪传入下焦，劫灼肝肾之阴为主所表现的证候。

成因 邪入下焦，灼伤肝肾之阴。

要点 以身热，颧赤，神倦，耳聋，手足蠕动，舌绛少苔，脉虚数为辨证要点。

表现 身热，颧赤，手足心热于手足背，口干，舌燥，神倦，耳聋，舌红少苔，脉虚数；或手足蠕动，或瘈疭，心中憺憺大动，甚则时时欲脱。

歌诀 下焦病证肝肾阴，身热颧赤神倦引，
口干舌燥又耳聋，手足蠕动心大动，
舌红少苔又少津，时时欲脱脉数虚。

四、三焦病证的传变

三焦病证的传变，一般多由手太阴肺经开始，临床常见的有“顺传”和“逆传”两种方式。从手太阴肺经自上而下，传入中焦，进而传入下焦，即为“顺传”。这一

传变，标志着温病的病情由浅入深，由轻到重的病理过程。若感邪较重，体弱抗病力较差者，病邪则从肺卫直入手厥阴心包经，则为“逆传”。说明邪热亢盛，正气不足，病情危重。

第四节　经络辨证

歌诀　经络辨证很神奇，症状体征共分析，
十二经与十五络，奇经八脉亦牢记。

经络辨证，是以经络理论为指导，根据经络的循行分布、功能特性、病理变化及其与脏腑的相互联系，对患者所患疾病反映的症状、体征进行综合分析，以判断其病位和病机的一种辨证方法。

经络辨证的内容虽多，总以十二经脉病证、奇经八脉病证和十五络脉病证为主，在此仅对其病证特点进行简要介绍。

一、十二经脉病证要点

各经病证包括循行部位及所属脏腑的病变。虽然各经脉循行部位及所联属的脏腑不同，临床表现各异，但其病证仍有一定的总体规律可循，主要有以下几个方面的共同特点。

1. 经脉受邪的病证多与经脉循行部位有关

如外邪痹阻足太阳膀胱经，可见头、颈、背、腰、尻、腘、腨及脚部疼痛，足小趾不用等。

2. 脏腑病候与经脉循行所属部位的症状相兼

如手太阴肺经受病既可见咳喘、气逆、肺胀、胸满、喉痛等肺气上逆之脏腑病证，又可见缺盆、肩背、臑臂内侧前缘疼痛等肺经所属部位经气不利之病证。

3. 一经受邪可累及它经

表现为多经、尤其是表里经病证共见。

二、奇经八脉病证要点

1. 督、任、冲、带四脉病证以生殖功能异常为主。如女性月经不调、流产、滑胎、不孕、赤白带下，男子阳痿、遗精、早泄、不育等症。

2. 阴跻脉、阳跻脉病证以肢体运动障碍为主。

3. 阴维脉、阳维脉病证有表里之别，其证以疼痛、寒热为主。

三、十五络脉病证要点

1. 络脉病证的表现与本经病证基本相同。

2. 络脉病证包括了表里两经的病候。

3. 络脉色形等局部变化能反映经脉脏腑的病变。

歌诀 阴跻阳跻肢体障，阴维阳维表里别，
督任冲带生殖病，十二经脉各不同。

第十章 诊法与辨证运用

第一节 病情资料的综合处理

歌诀 病情资料综合理，保持完整和系统，
准确客观分主次，诸诊合参要分明。

四诊所收集的各种病情资料，为辨证辨病作准备，是认识病证的初级阶段。由于病情资料是识别病证的原始依据，故为了使辨识病证准确而可靠，对病情资料的综合处理应注意做到如下四个方面。

一、判断病情资料的完整和系统性

意义 忽视病情资料的完整性，其遗漏或过于简单，往往导致漏诊、误诊；忽视病情资料的系统性，其杂乱无章、主次

不明，则往往难以下结论。

要求 诸诊合参，整体观察；不能片面强调一种诊法；不能只凭一个症状或体征便仓促作出诊断；要挖掘疾病深层次的社会、心理因素。

二、评价病情资料的准确和客观性

要求 准确地运用每一种诊法；防止主观性和片面性；对重要资料应反复调查和动态观察；注意患者是否如实、准确地反映病情。

三、辨别病情资料的主次

要求 在诊法过程中，应及早确定主症并围绕它进行收集资料，避免漫无边际、毫无目的地罗列症状。在疾病过程中，主症可能是一个，也可能是几个，应视具体病情选择。

四、病情资料属性的分类

病情资料属性的分类

分类	含义	意义
必要性资料	对某病或证的诊断必有的资料	一般是该病证的主症
特征性资料	仅见于该病或证，而不见于其他病或证的资料。还包括一些非特异性资料有机组合对某病证有高度诊断价值的资料，如阳明经证的“四大症”	只要出现这种资料，即可诊断为该病证
偶见性资料	指在病证中出现率较少，或见或不见的资料，随个体差异而定。	对诊断价值不大
一般性资料	对病证的诊断既非必备、又非特异，只具一般诊断意义的资料	但与其他症组合仍有诊断意义
否定性资料	某些阳性或阴性资料对某病证诊断有否定意义的资料	有利于相似病证的鉴别诊断

歌诀 病情资料属性五，必要特征性资料，
还有偶见和一般，否定资料鉴别明。

第二节 辨证思维的方法与步骤

歌诀 辨证方法非常多，适应范围不同索，
逻辑思维方法四，七种具体辨步骤。

辨证的过程主要是在对感性阶段的病情资料进行分析的基础上，在正确的思维方法指导下，运用辨证的基本知识，进行推理活动，求得证名结论。因此，研究辨证的思维方式，掌握其基本规律和要求，遵照正确的思维方法和步骤进行辨证，是提高临床辨证水平的重要途径。

一、诸种辨证方法的综合运用

在长期的医疗实践中，中医理论不断发展，对辨证的认识也不断深入，逐渐创立出行之有效的各种辨证方法，包括八纲辨证、病因辨证、气血津液辨证、脏腑辨

证、六经辨证、卫气营血辨证和三焦辨证等，它们各具特点，各有侧重，相互补充而不能相互取代，形成了辨证体系的纵横交叉的网络，故要求将这些辨证方法灵活运用。

各种辨证方法的特点与适用范围

辨证方法	适用范围
八纲辨证	从总体上分别反映证候的性质和部位
脏腑、经络辨证	辨别病变所在的脏腑、经络及其性质，主用于内伤杂病
六经辨证、卫气营血辨证和三焦辨证	主要区分病变的不同层次、阶段，主用于外感时病
病因辨证	主要辨别六淫、疫疠、七情、虫、食等邪气侵袭停聚为病
气血津液辨证	主要分析气、血、津液等正气失常的证候

二、辨证的逻辑思维方法

临床常用逻辑思维方法

方法	含义	意义
类比法	将患者临床表现和已知某一证型进行比较，若二者的主要特征相吻合，此证诊断即可成立。	适用于病情典型者
归纳法	将各种临床表现按辨证基本要素归纳分类，从而抓住证候本质	适用于病情复杂、资料较多者
演绎法	根据由浅入深、由表入里的认识论原理，对病情作层层深入的辨证分析	能辨出证之因、性、位
反证法	从反面寻找不属于某证的依据而达确诊目的	适用于疑似证的鉴别

三、辨证的具体步骤

辨证的目的是寻找疾病发生发展某一

阶段的病因、病性、病位等，并确定证名。所以辨证就要探求病因、分清病性、落实病位等，并最终确定证名；其具体步骤有如下七个方面。

辨证的具体步骤

步骤	内容	含义
第一步	辨病因	询问病史，或审症求因，寻找到发病因素
第二步	辨病位	明确表里上下、脏腑经络、形体官窍等具体病位
第三步	辨病性	区分寒热虚实、痰湿瘀食、气血津精亏虚等
第四步	辨病机	将证候的因、性、位、情、势综合分析，作出全面统一的机理解释
第五步	辨病情	辨别轻重、标本、缓急、阻积扰闭、虚衰亡脱等
第六步	辨病势	把握病变发展趋势，推测转归预后
第七步	辨证名	通过对病因、病性、病位、病机的高度概括，提出完整规范的证名诊断

四、辨证的具体要求

对辨证结果与证名的具体要求

要求	具体内容
内容要求准确全面	正确的辨证结果或证名都应包括有病位、病性
证名要精练规范	常用的证名一般只有 4 个字，用词精练，具有高度的概括性。如风热犯肺证、肝郁脾虚证等。证名不能随意生造，应符合中医理论特色，既能反映证候的本质，又是规范的中医术语。
动态辨证	要注意动态观察，辨证不是一次完成，一成不变的，病情变则证名亦变。在整个疾病治疗过程中，辨证是一个动态的过程，要随着病情的变化，不断予以修正、补充和完善。

续表

要求	具体内容
不必受证型的拘泥	一般教材所列各证，都是常用的、公认的、典型的证型。临床辨证时应力求以单一证概括全部临床表现，首先考虑的是常见、典型证的诊断。但临床上的证候却不一定都是典型的、单纯的证型，可能主次兼夹，可能数证复合。故病情复杂者，可考虑兼夹证、复合证的诊断。由于教材所列证型往往不能满足临床辨证的实际需要，医生可以根据证候的实际而灵活地概括出正确的证名（当然这种证名也应规范），而不能受教材所列证名的局限，要知常达变，做到名实相符。

歌诀 辨证要走七步骤，一因二位三病性，
四步病机五病情，六辨病势七辨证。
内容要求准确全，证名精炼要规范，
动态辨证别证型，知常达变变通灵。

第十一章　疾病诊断概说

第一节　病的概念及意义

歌诀　病与证症要分明，三者联系又不同，
证是本质病概况，同病异证异病同。

一、病的概念及症、病、证的关系

（一）病的概念

疾病是指在病因作用下，机体邪正交争，阴阳失调，出现具有一定发展规律的非生理性变化过程。

（二）病名的概念

指患者所患病种的名称。即临床上概括疾病本质及特征的一个特定性名称。每一具体病名都是对该疾病全过程的特点（如病因、病机、主要临床表现等）和规律（演变趋势、转归预后等）所作的病理性概

括与抽象，是对该疾病本质的认识，为该疾病的代名词。

（三）病、证、症的关系

1. “病”是对病理状态全过程的原始病因、病位转移、病性转化和邪正消长等病机变化规律及特征的概括，即是对疾病状态全过程的总体概括。

2. “证”是中医学特有的概念，包括证名与证候。证名是对疾病所处某一阶段的病因病性、病位等所作的概括；证候是指该证型的特定临床表现。

3. “症”是指患者的各种临床表现。包括患者主观感觉到的单个症状及能被客观发现的体征。是诊断疾病和辨别证候的主要依据。

4. 病的本质规定着症的表现和证的变动。病的全过程可形成不同的证，同一证又可见于不同的病，二者为纵横交错的关系。

5. 同病异证：指病名诊断相同，但因

患者的内在体质、外界环境、诊治经过、病理阶段等不同，表现为不同的证。

6. 异病同证：指病名诊断不同，但因患者的体质、邪正斗争的机理相同，表现为病位、病性相同的证。

二、病名诊断的意义

病名诊断对任何疾病都决不可少。中医病名诊断不能由证名或西医病名所代替。

把握疾病全过程的规律，预测证的演变，指导针对“病”采用专方专药治疗，或辨证论治基础上加对“病”治疗。

歌诀 证可概括因性位，治疗主要对证候，
症状只是外表象，病名可括全病程。

第二节 疾病的命名

歌诀 疾病命名形式多，历史悠久诸家说，
诸病源候论专著，病源诊断第一部。

一、疾病命名的概况

《内经》已载200余病名，《肘后备急方》所称天行发斑疮是世界对天花的最早记载，《诸病源候论》是我国第一部病源与证候诊断的专著。

二、疾病命名的形式

疾病命名的形式

命名形式	含义	示例
本质属性式	以主要症状命名	耳胀、厌食、视歧、胎动不安等
	以主要体征命名	麻疹、解颅、上胞下垂
	以主要病因命名	蛔虫病、破伤风、毒蛇咬伤
	以主要病性命名	感冒、痰厥、白内障、疔疮
	以时令气候命名	春温、秋燥、冬温、暑温

续表

命名形式	含义	示例
形象寓意式	以病状结合比喻而命名	狐臭、雀目、鱼鳞风、绣球风
	含有特殊寓意的命名	疟疾、霍乱、花柳病、恶阻
特征组合式	病因加病理	蛔厥、暑疖、湿温、气瘤
	病因加病位	脏毒、脐风、异物入目、肺虫病
	病因加体征	漆疮、湿疹、蚕豆黄、产后乳汁自出
	病位加主症	腹痛、耳鸣、心悸、乳胀
	病位加病理	胸痹、肺痈、肝厥、胁疽、肌痿
	病位加体征	脐疝、脊骨伤、旋耳疮、白睛溢血
	病理加体征	呃逆、瘿瘅、郁冒、红丝疔
	病理加形象比喻	羊痫风、子母痔、月蚀疮、蛇头疔

续表

命名形式	含义	示例
附加条件式	提示疾病的传染性	天花、疫痢、瘴疟、时疫发斑
	提示病之新久缓急	卒中风、慢惊风、顽痹、急黄
	阐述发病条件	经行发热、妊娠水肿、梦遗
	两病组合	脱肛痔、痿痹、疳痨、哮喘

歌诀 疾病命名有四型，本质属性式第一，
形象寓意式第二，特征组合三附四。

第三节 疾病的分类

一、疾病分类的概况

疾病分类的历史，可以说与医学的历史一样久远。早在甲骨文之疾首、疾目、疾腹等，便是按部位分病。《周礼·天官》有疾医、疡医、食医等之分，便是医学分

科治病的记载。

《内经》《难经》虽提到了许多病名，但看不出明显的分类体系，而往往是按脏腑、五体等推论病种。

汉·张仲景《伤寒杂病论》，奠定了疾病分类方面的基础。其四级分类具有概念清楚、层次分明、纲目合理、标准统一，确实达到了极高水平。至今仍有指导意义。

二、疾病分类的方法

各种疾病分类方法

分类	含义	优点	缺点
病位分类法	以疾病所在的脏器、形体组织或部位为分类依据	疾病的定位明确，与解剖、生理的系统性基本一致，病种概括较为完全	较难反映病理共性，病种多而病性各异，某些传染病、部位不明、涉及多个脏器组织的病不便归入

续表

分类	含义	优点	缺点
病性分类法	以病理性质为分类依据	疾病的病理性质明确，病机的共性突出，有利于指导治疗	打乱了病位的系统性，病种难以全部概括，许多病只好归入“其他病类”
病状分类法	以疾病的突出表现为分类依据	疾病的主症突出，临床易于掌握	但病状毕竟只是疾病的现象，多数疾病不宜以主症作为病名，因此以病状分类疾病的方法，其应用范围是有限的
按科分类法	以历史形成的医学分科为基础	体现了各科诊疗的特点，有利于指导就诊	但有的疾病归属的合理性尚值得研究，如有的病可化属多科，归属不一定合理

第十二章　病案书写

第一节　病案的沿革与意义

歌诀　病案意义大有三，临床医疗教学研，
解决纠纷靠医案，法律责任判为先。

一、病案的沿革

汉代名医淳于意注重病案（诊籍）的记录，《史记·扁鹊仓公列传》记载了淳于意所治疗的25个病案，其病案格式包括了姓名、身份、病史、症状、诊断、治疗和疗效等内容。自汉以后，晋·葛洪《肘后备急方》，隋·巢元方《诸病源候论》，唐·孙思邈《千金要方》、《千金翼方》等医著中，都能见到一些散在的病案记录。

宋·许叔微《伤寒九十论》可谓我国

第一部医案专著，该书记载了用伤寒法来施治的 90 例病案。

明清时期，著名的医案专著颇多，收集和研究病案的工作受到了重视。明·江瓘《名医类案》收集了明以前历代名医的验案，分 205 门，内容丰富，涉及临床各科，病案格式包括了姓名、性别、年龄、病史、症状、诊断、治疗和疗效等内容。此外，出现了大量个人医案专著，如明·汪机《石山医案》、明·薛己《薛氏医案》、清·喻嘉言《寓意草》、清·叶天士《临证指南医案》等。其中喻嘉言的《寓意草》载有“议病式”，所列项目较全，可谓中医病案书写的雏形。近代也出现了不少著名医案，如何廉臣《全国名医验案类编》、秦伯未《清代名医验案精华》。

新中国成立后，随着大批中医院的建立，对中医病案书写的规范要求日趋迫切。1991 年在国家中医药管理局组织下正式制定了《中医病案书写规范》，此规范包括中医病案书写通则、中医病案的统一名称、中医病案的排列顺序及项目注释、中医病案书写格式、中医各科情况书写要求及病案举例等五大部分，从而使中医病案的书写走向规范化。

二、病案的意义

病案具有重要的意义，它为医、教、研提供第一手信息和资料，也是帮助解决医疗纠纷、判定法律责任等事项的一种事实依据。因此，医院和所有临床工作人员以及患者均须对病案资料十分珍视，慎重保管，不可损坏或丢失。

病案的意义

	具体内容
临床医疗工作方面	医务人员对患者进行诊治的科学记录，不仅记录疾病发生、发展、变化、转归、诊治等全部过程，而且反映了医务人员在诊治过程中的思维活动。因此，病案是保证患者得到正确诊断和治疗的先决条件之一，也是复诊、转诊、会诊等的重要资料，同时病案是考察医务人员工作质量、态度和业务水平的重要依据。故写好病案，能促进医疗质量的提高。
教学方面	病案是教学中理论联系临床最有价值的资料，对培养学生独立分析和解决实际问题的能力起着重要作用。
科研方面	通过对大量病案内容的统计分析，可从中总结出极有学术价值的科学资料。

歌诀 病案记录诊治程，科学准确全面衡，
慎重保管不损失，病案资料十分珍。

第二节　病案的内容和要求

歌诀　书写通则记心中，严肃认真实事求，
内容完整重点突，字清句顺主次分。

格式用语按要求，按照国家颁布标准规范书写。

一、中医病案书写通则

病案书写是临床医师必要的基本功，它反映着临床医务工作者医疗技术、科学作风和文化修养的水平。病案的建设及管理作为医院科学管理的重要内容日益受到重视。规范病案书写格式，加强病案质量管理已成为中医医疗机构管理的重要工作。

（一）书写病案应持的态度

1. 严肃认真，实事求是。
2. 全面、准确、及时。

（二）文字、格式、用语及书写要求

1. 中医病案要求内容完整，重点突出，

主次分明，条理清晰，语句精炼，字迹清楚，书写整洁，无错别字、自造字。

2. 除病案首页的过敏药物名称和上级医师阅改病案处使用红色墨水笔外，其他书面文字书写一律使用钢笔、蓝黑色墨水。

3. 简化字应以中华人民共和国语言文字工作委员会 1986 年 10 月 10 日发布的《简化字总表》为准。

4. 病案中每页均应填写患者姓名、病案号和页序号。日期一律按 × 年 × 月 × 日 × 时顺序，用阿拉伯数字填写。除住院病历、住院记录以外所有的病案记录均应按记录时间、内容、医师签名顺序书写。记录时间按 × 年 × 月 × 日（ × 时 × 分）书写。医师签全名位于右侧，字迹必须清晰易认。

5. 中医术语的使用依照中华人民共和国国家标准《中医临床诊疗术语》（最新版)、《中医病证分类与代码》（最新版）和中医药行业标准《中医病证诊断疗效标准》（最新版）等有关标准规范；中药名称的使用依照《中华人民共和国药典》（最新版）；西医疾病诊断及手术名称依照国家标准《疾病分类与代码》（最新版）。

6. 病案中护理记录按照国家中医药管理局颁布的《中医护理常规、技术操作规程》要求书写。

7. 病案中的数字按 1995 年 12 月 13 日国家技术监督局发布的《出版物上数字用法的规定》要求书写。

8. 病案中的计量单位按国务院《中华人民共和国法定计量单位》、《常用人体检验数值新旧单位换算法》、《新旧压强单位换算法》书写和使用。

9. 病案书写中要正确使用标点符号，以 1995 年 12 月 13 日国家技术监督局发布的《标点符号用法》为准。

10. 病案书写要求使用统一印制的纸张。

二、中医病案的主要内容

应以四诊、辨证、立法、处方等为重点。

1. 四诊：应如实记录四诊资料，按辨证的要求分清主次，有系统，有重点，扼要地填写，避免主次不分或有重复，遗漏。

2. 辨证：必须把四诊的记述，加以综合研究，找出病因，病机、脏腑经络、阴阳虚实……及其可能的变化等等，从而阐述疾病的病理本质，务求明确、中肯、详尽，避免粗略草率，或理论空泛而与实际脱节。

3. 立法：是根据辨证而来，根据辨证提出治疗法则。立法必须与辨证紧紧相扣。如患者为痢疾病，属虚寒痢，则立法应是温中散寒，健脾化湿。若除了主病，还有兼症，更应按辨证的标本先后缓急而立法。务使立法与辨证，丝丝入扣而不相矛盾，或有所遗漏。

4. 处方：应根据立法而定处方，处方

包括各种治疗方法，如药物、针灸、按摩等。既可用成方加减，也可以自己化裁、制定新方。不论古方、今方，必须在辨证立法的指导下，精确的处方用药。

除以上四个主要方面外，患者的一般情况，辅助检查，医嘱，医生签名，日期及其他有关情况，都应详细准确地记录。

三、中医病案书写格式

（一）门诊病案

1. 主诉的内容：患者感觉最主要的症状或体征及其持续时间。注意主诉一般不能用诊断及检查结果代替；多项主诉者，应按发生顺序分别列出。

2. 诊断的内容：含中医病（症）名、证名及西医病名诊断。注意若门诊3次仍未确诊者，应请上级医师会诊，上级医师的诊治意见亦应记录在案。

（二）急诊病案

急诊初诊记录格式除同于病案外，还

应记录：患者急诊时间和医师检查时间，要记到时、分；急救措施、时间、用药及剂量、方法；向家属交代病情及了解家属意见；会诊及上级医师诊查时间、诊治意见；无效或死亡者，应记录抢救措施、用药情况及参加抢救的医师、护士姓名。

（三）住院病案

1. 现病史的主要内容与格式：要重点写明下列内容：起病诱因、原因，时间与形式，始发症状、主要症状和伴随症状；病情发展和演变过程；检查、诊断、治疗经过，所用中西药名称、剂量、用法、用药时间和特殊疗法；治疗反映及症状、体征变化及现在症状。

2. 入院诊断的书写方法：中医病证有几个就写几个；西医诊断写在中医诊断的下面；多个病名应按主次先后顺序排列。

歌诀 门诊急诊住院录，三种格式仔细书，
四诊辨证立法方，医嘱签名写清楚。